これで安心！

ケアマネが教える
［はじめての］
親の
入院・介護

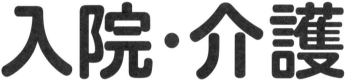

あわてない、うろたえないための**鉄則55**

高岡里佳 著

技術評論社

※ 本書は平成29年（2017年）8月の情報をもとに作成しております。本書発行後に法改正やサービス変更などが行われる場合もあります。また、本書の内容を運用した結果につきましては、著者および技術評論社は責任を負いかねます。あらかじめご了承ください。

はじめに

介護に直面したら
知っておきたいこと

最初に向き合うのは自分と親との関係

　親の介護が始まる前に、自分と親とのこれまでの関係に、真正面から向き合わなければなりません。このことは、介護に直面しようとしているあなた自身が、自分の親をどのような存在だと思っているかを自覚する作業になります。

・あなたにとって、親はどのような存在ですか？
・産んでくれたことに感謝できていますか？
・親をかけがえのない大切な存在だと認めることはできますか？

●親子の関係は実に難しい

　親と子の関係は、実に難しいものです。長い歴史の中にある親子関係は、愛情とは裏腹に、複雑な感情を表出させることもあるからです。残念ながら、すべての人が、自分の親を「かけがえのない大切な存在」と思えているわけではありません。幼少期に、辛く苦しい親子関係を経験し、大人になっても親に対する憎しみが消えないでいる人もいます。頭では、「親を大切にしなければ」とわかっていても、どうしても優しい気持ちになれないことだってあるでしょう。

　介護は決してきれいごとでは済まされません。思い通りに動かない身体に苛立ち、怒鳴ったり抵抗したりする親に対し、常に愛情を注ぐことができますか？　認知症で何度も同じことを繰り返す親に、優しい言葉をかけることができますか？

3

● **介護は、自分の感情と向き合うこと**

　親の介護は、これまでの親子の歴史に関係なく、目の前に突き付けられる現実です。あなたは、親の介護を快く引き受けることができますか？老いとともに、今までできていたことが1つずつできなくなっていく親のことを、「大切な存在」だと思い続けることができるでしょうか？

　親の介護と向き合うということは、湧き上がってくるあらゆる自分の感情と向き合うということです。それまでの親子関係が、介護を通して湧き出てくるのです。

　親の介護を通して、自分の育ってきた歴史とも向き合うことになります。時には辛い過去を思い出すことがあるかもしれません。だからこそ、親の介護が始まる前に、親と自分との関係から目をそらさず、介護を始める覚悟が必要になるのです。

　本書では、介護する側の立場に立った介護の鉄則について解説していきます。

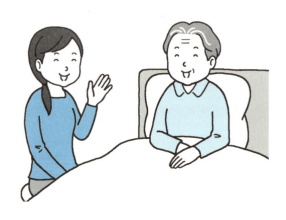

介護の始まり方は人によってまったく違う

　介護という言葉が出てきたのは、いつの頃からでしょうか。今でこそ当たり前の「介護」という言葉は、「介助」と「看護」を合わせて生まれたとの説もあります。

　人類史上初の超高齢社会では、介護は、欠かせない専門分野です。これからの時代、自分の親や親族の介護を経験しない人はいないといってもよいでしょう。だからこそ、すべての人が、「決して他人事ではない」という意識をもつことが大切です。

　介護の始まり方は、実にさまざまです。

　たとえば、さっきまで普段と変わりなく話をしていたのに、突然呂律がまわらなくなり、救急搬送後に脳梗塞と診断を受けることもあります。自宅や外出先で転倒し、大腿骨などを骨折し、介護生活が始まることもあります。また、食事をしたことを思い出せなかったり、財布やメガネがないと騒いだり、外出先から自宅に戻れなくなったりなど、周囲が「おかしいな」と気づいたときには認知症がかなり進行していることもあります。たまたま受けた健康診断で、突然胃がんと診断され、残された介護の時間が限られてしまう場合もあります。

　このように、介護の前には病気があります。介護の始まり方は自分で選ぶことができません。同じ病気や同じ障害をもっていたとしても、介護は100人100通りあるのです。

　それだけでなく、年齢、性別、顔、姿、性格、育ってきた環境、家族構成、家族関係、職業、考え方、信仰など、一人ひとりすべて違います。ひとりとして同じではない「個性」を大切にしながら、親の状況に合った介護をすることが求められます。

はじめに　介護に直面したら知っておきたいこと　●　5

介護と暮らしのバランスをとろう

　介護が始まると、介護を受ける側も、介護をする側も、生活が大きく変化します。

　近年、共働き世帯は増加し続けていますが、仕事を続けながら介護をするのは本当に大変なことです。国は、「介護離職ゼロ」を目指し国家プロジェクトとして取り組んでいますが、現実はそう甘くはありません。仕事を続けながら介護と自分の暮らしを両立させることは、まだまだ難しいのが現実です。

　だからこそ、介護には周囲の理解や協力が必要になります。まずは介護をする側が、自分の暮らしの基盤がぶれないようにすることが大切です。そうしなければ、終わりの見えない介護を続けられないどころか、途中で燃え尽きてしまうかもしれません。

　介護は、介護を受ける側以上に、介護をする側の生活環境を整えることが重要です。無理をし過ぎず、介護と自分の暮らしのバランスをとることが、介護を続ける秘訣といえるでしょう。

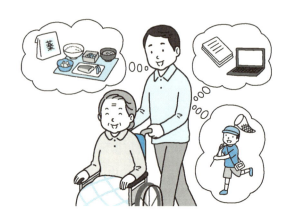

歳を取るということを理解する

　見た目だけで、人の年齢を判断するのは難しいものです。50代でも老けて見える人もいれば、80代でもはつらつとしている人もいます。でも、どれほど見た目が若々しくても、50歳は50歳、80歳は80歳です。身体の内側にある血管や骨、脳や内臓は、実年齢と「同い年」なのです。

　自分では「まだ若い」と思っていても、40代を迎えると「老い」を実感する瞬間があります。ちょっとした段差につまずきそうになったり、自転車の漕ぎ出しのときに、力が入らずよろけそうになったり。心と身体と頭のバランスが揃わないと、病気や怪我が起こりやすくなります。実年齢を自覚しながら、少しでも健康でいられる努力が必要になります。

　そして、親も自分と同様に歳を取っていきます。「いつまでも元気でいて欲しい」「いつまでも元気でいてくれるはず」と願っていても、少しずつできないことが増えていきます。親に対して、「このくらいはできるはず」と期待が大きすぎると、親を追い詰め、ひいては介護する自分をも追い詰めることになりかねません。まずは、70歳、80歳になった親をありのまま受け止めることから始めてください。

パートナーとなるケアマネジャーを探そう

　介護はひとりで頑張るものではありません。家族で、チームで、そして地域で支えあうものです。

　そのためには、これから始まる介護について、一緒に考え、悩み、共に取り組んでくれるパートナーが必要です。それが介護支援専門員（以下、ケアマネジャー）です。

　ケアマネジャーは、2000年介護保険制度の発足と同時に誕生しまし

はじめに　介護に直面したら知っておきたいこと　●　7

た。すでに17年が経過していますが、まだまだケアマネジャーの本来の役割が理解されていないように感じます。ぜひ、ケアマネジャーの仕事を、正しく理解してほしいと思います。

　ケアマネジャーの仕事の1つは、ケアプラン（介護サービス計画書）を作成することです。ケアプランは、単に介護サービスを利用するためだけのものではありません。病気や障害を患っても、再び自分らしい人生を歩むための人生設計図がケアプランと言えます。ケアマネジャーは、親の人生設計図を一緒に考えていくパートナーであり、望む暮らしの実現に向けた支援チームをつくることが仕事です。ケアマネジャーは、親だけでなく、その家族の暮らしを支えるパートナーでもあります。家族が安心して暮らせなければ、介護を続けることはできないからです。

　ケアマネジャーは、暮らしを支えるパートナーです。だからこそ、「こんなふうに暮らしたい」という親や家族の願いを一緒に実現していけるケアマネジャーを見つけることが大切です。

　ときどき、「良いケアマネジャーはいませんか？」と聞かれることがあります。良いケアマネジャーの条件とは何でしょうか？　良いケアマネジャーの基準は人それぞれですが、一番大切な要素は、「親の意思を尊重し、支え続ける覚悟をもっていること」でしょう。

　でも、それだけでは良いケアマネジャーとは言えません。本当に良いケアマネジャーは、親や家族の伴走者となり、時に、軌道修正をする力をもっています。
　介護を受ける親も、介護をする家族も、初めて介護に直面するので

すから、右も左もわかりません。次に何をすればよいか、どこを目指せばよいか、ナビゲーターとなってくれるケアマネジャーが必要です。

　そのうえで、家族の気持ちも受け止めながら、親が自分の人生を自分で選び自分で決めていけるようにサポートしてくれるケアマネジャーが、良いケアマネジャーと言えると考えます。
　良いパートナーとなるケアマネジャーの要素は、鉄則43（P.140）に示しましたので、参考にしてください。ケアマネジャーが「良きパートナー」になるためには、「親や家族の努力」も重要です。ケアマネジャーといえども、人と人との付き合いです。本音で語れる信頼関係づくりには、お互いの思いやりと歩み寄りも必要なのです。

　この本の執筆にあたり、医師やケアマネジャー、介護経験者など、たくさんの方々にご協力頂きました。
　この本がこれから親の介護が始まろうとしているみなさまにとって、介護と向き合う心構えの一助になることを願っています。

2017年8月　高岡里佳

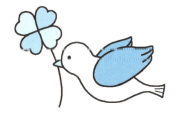

介護が始まるのは、こんなとき

介護は、さまざまな形で始まります。各場面でのポイントをまとめました。

①脳梗塞で救急搬送！

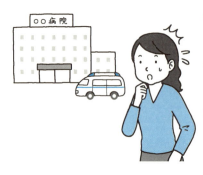

入院・治療のときは

かかりつけの病院がすぐわかるようにしておく (P.16)

入院手続きに必要なものは、セットでまとめておく (P.18)

治療やリハビリでわからない・不安なことは遠慮せず聞く (P.21)

退院後の生活について早めに考えておく (P.28)

②自宅で転んで大腿骨を骨折。治療・リハビリ後自宅へ

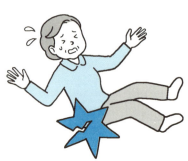

病院から自宅へ戻る前に

地域包括支援センターを確認しておこう (P.88)

要介護認定の申請をしよう (P.120)

介護保険のサービスを利用して、親の日常生活を支える (P.133)

生活環境を整えよう (P.137)

③あれ？ おかしいな？ もしかして認知症？

認知症が疑われたら

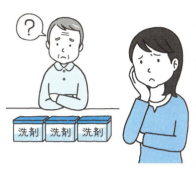

鉄則14　早い時期に専門医を受診しよう（P.50）

鉄則17　落ち着いて、親の不安な気持ちを支えよう（P.58）

鉄則18　お金の管理や車の運転は、早めに対策を考える（P.60）

鉄則50　意思表示や判断が難しくなってきたら、成年後見制度も考える（P.164）

④検診を受けたら胃がん末期だった

介護の最中から終末期に向けて

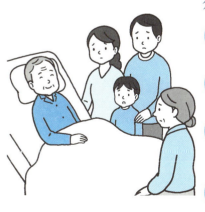

鉄則31　他人と比べてはいけない（P.100）

鉄則36　息抜きとリフレッシュが大切（P.112）

鉄則51　エンディングノートや遺言書などで、もしものときに備える（P.188）

鉄則52　最期のときに向けて心の準備をする（P.168）

介護が始まるのは、こんなとき

これで安心！［ケアマネが教える］はじめての親の入院・介護
あわてない、うろたえないための鉄則55 …………………………… **目次**

はじめに——介護に直面したら知っておきたいこと　3
介護が始まるのは、こんなとき　10

第1章 病気は突然やってくる
——親が倒れて入院したら——　15

鉄則 **1**	かかりつけの病院がすぐわかるようにしておく	16
鉄則 **2**	入院手続きに必要なものは、セットでまとめておく	18
鉄則 **3**	治療やリハビリでわからない・不安なことは遠慮せず聞く	21
鉄則 **4**	主治医や看護師と信頼関係を築こう	24
鉄則 **5**	退院は意外に早い	26
鉄則 **6**	退院後の生活について早めに考えておく	28
鉄則 **7**	「最期まで自分らしく暮らす」ためにかかりつけ医をもとう	30
鉄則 **8**	入院にかかる医療費やその他の費用を知っておく	32
鉄則 **9**	公的制度を活用して医療の費用負担を軽くする	36
鉄則 **10**	入院中や退院後の生活に困ったら相談しよう	40

第2章 介護はじわじわやってくる
——あれ？ もしかして認知症？——　43

鉄則 **11**	小さな変化を見逃さない	44
鉄則 **12**	認知症は「忘れる」のではなく「覚えていない」	46
鉄則 **13**	認知症は病気からくる症状であると理解する	48
鉄則 **14**	早い時期に専門医を受診しよう	50
鉄則 **15**	認知症ではなく、うつ病の場合もある	54
鉄則 **16**	一番不安なのは、親自身だということを理解する	56
鉄則 **17**	落ち着いて、親の不安な気持ちを支えよう	58
鉄則 **18**	お金の管理や車の運転は、早めに対策を考える	60

第3章 介護が必要になったら
——これからの親の暮らしを考える—— 63

鉄則**19** 介護者の暮らしを守る体制づくりが大切 —————— 64

鉄則**20** 親の現状を把握する ————————————————— 68

鉄則**21** 介護を受ける親の意思を確認する————————— 70

鉄則**22** どこで介護するかを決める ———————————— 72

鉄則**23** 自分ができることを書き出してみる ————————— 74

鉄則**24** 役割分担をする ——主介護者、副介護者、キーパーソン — 76

鉄則**25** 介護にかけるお金とお金の管理を家族で話し合う ——— 84

鉄則**26** 地域包括支援センターを確認しておこう———————— 88

鉄則**27** 介護のパートナーを見つけよう ————————————— 90

鉄則**28** 主治医や看護師と良い関係をつくろう ———————— 92

第4章 介護者の暮らしを守る
——介護と仕事と生活—— 95

鉄則**29** 介護応援団を結成しよう ———————————————— 96

鉄則**30** 親族は、無視しない、ないがしろにしない ———————— 98

鉄則**31** 他人と比べてはいけない ————————————————— 100

鉄則**32** 自分の生活時間を書き出してみる ————————————— 102

鉄則**33** 介護に専念できる場合は、6割の力で介護する ———— 104

鉄則**34** 仕事をしながら介護する場合は、両方の折り合いをつける —— 106

鉄則**35** 介護に対する職場の理解を得よう ———————————— 108

鉄則**36** 息抜きとリフレッシュが大切 ———————————————— 112

第5章 介護保険などのサービスで、親の暮らしを支える 115

鉄則37 介護保険制度を利用しよう —————————————116

鉄則38 要介護認定の申請をしよう —————————————120

鉄則39 要介護度と利用できる介護保険サービスを知っておく —124

鉄則40 介護保険のサービス利用にかかる費用を知っておく ——128

鉄則41 介護保険のサービスを利用して、親の日常生活を支える —133

鉄則42 生活環境を整えよう —————————————137

鉄則43 ケアプランは、ケアマネジャーとよく話し合ってつくる —139

鉄則44 障害福祉サービスや難病支援制度の活用も考える ———149

鉄則45 介護費用の負担を軽減する公的制度を知っておく ———151

第6章 介護が始まってから終わるまでに大切なこと 155

鉄則46 状況が変わってきたら、ケアプランを見直そう ————156

鉄則47 自宅での介護が一番とは限らない —————————158

鉄則48 親にとっての居心地の良い場所を探そう ——————160

鉄則49 施設入所も検討する ——————————————162

鉄則50 意思表示や判断が難しくなってきたら、成年後見制度も考える —164

鉄則51 エンディングノートや遺言書などで、もしものときに備える —166

鉄則52 最期のときに向けて心の準備をする ———————168

鉄則53 親が亡くなったあとにすべきことを確認しておく ———172

鉄則54 自分の感情と向き合おう ————————————174

鉄則55 介護の経験を伝えよう —————————————176

付録 **入院・介護に備えるシート** 179

第1章

病気は突然やってくる
―親が倒れて入院したら―

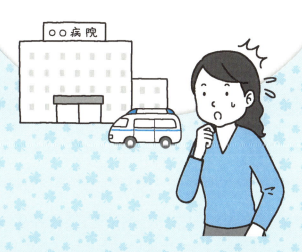

鉄則1 かかりつけの病院がすぐわかるようにしておく

自宅や外出先で、親が突然倒れ、病院に救急搬送されることがあります。落ち着いて対応できるよう、事前準備をしておきましょう。

■自宅で倒れた場合■

　倒れた際に、必ずしも意識がある状態とは限りません。救急隊に自分の名前や年齢が言えない状態になるかもしれません。多くの場合は、救急隊が救急搬送先の受け入れ病院を探してくれます。

　もし、持病があって通院中や、入院歴のあるかかりつけ病院がある場合は、病院名がわかるようにしておきましょう。たとえば自宅の冷蔵庫に、病院名や主治医名のメモを貼っておくなど、かかりつけ病院の情報が救急隊の目に留まるよう工夫しておくとよいでしょう。

● **病院に関する情報はまとめておく**

　普段から、身分証明書などと一緒に、かかりつけ病院名、診療科、かかりつけ医などがわかるようにしておきましょう。健康保険証や診察券、お薬手帳やリハビリ手帳などは、常に1つにまとめておくことも大切です。外出時にも持ち歩けるようにしておきましょう。

● **かかりつけ病院がない場合**

　入院歴のあるかかりつけ病院がない場合は、搬送先の選定は救急隊の判断に任せましょう。自宅から近い医療機関を希望したいと伝えてもよいでしょう。

鉄則 1 かかりつけの病院がすぐわかるようにしておく

外出先で倒れた場合

外出先などで倒れた場合や、生命の危険がある場合は、救急隊の判断により、最も適切な医療機関へ搬送してくれます。状況によっては、警察が介入する場合もあります。すみやかに家族と連絡がとれるよう、親の外出時には、「もしものときの連絡先」を常に持ち歩くようお願いしておきましょう。付録「入院・介護に備えるシート」(P.179)が活用できます。

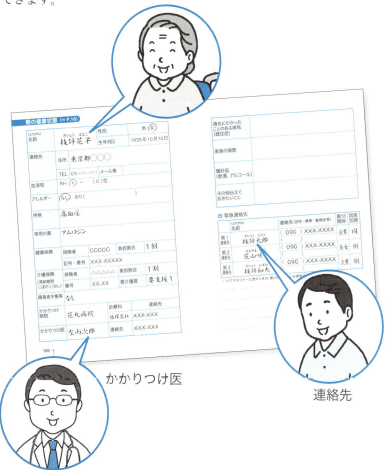

かかりつけ医

連絡先

第1章 病気は突然やってくる ～親が倒れて入院したら

鉄則 2
入院手続きに必要なものは、セットでまとめておく

入院の際は、さまざまな手続きが必要になります。特に、高齢の家族がいる場合は、いつ緊急入院になるかわかりません。

■入院の手続きに必要なもの■

　入院に備えて、手続きに必要な以下のものを1つにまとめておくとわかりやすいでしょう。

- ・健康保険証
- ・診察券
- ・各種医療証（老人医療受給者証・高額療養費限度額認定証、障害者手帳など）
- ・印鑑
- ・お薬手帳

　また、入院時に保証金（入院保証金）が必要な場合もあります。病院によって金額はさまざまですが、退院時に精算されます。急な入院に備えて、いくらかの現金を一緒に用意しておくと安心です。

　入院時の持ち物は、その日のうちに準備するものが多いので、「入院時セット一式」として用意しておきましょう。いざというときに、あれこれとあわてて準備しなくて済みます。災害用持ち出し袋のようなイメージで、カバンに一式用意しておくとよいでしょう。その際、必ず服用中の薬を忘れないようにしましょう。

入院手続きに必要なものは、セットでまとめておく 鉄則 **2**

▌過去の病歴などはわかるようにしておこう▐

　入院時は、事務手続きと合わせて、病棟の看護師からさまざまな聴き取りを受けます。看護師は患者や家族等から、既往歴や生活歴、家族歴、入院に至った経緯などを聞きとります。

- ・身元引受人の確認、キーパーソンや主介護者の情報
- ・主訴（本人が最も強く訴える症状）
- ・本人の既往歴（過去にかかったことがある病気）
- ・家族の病歴（親・兄弟姉妹・祖父母がかかったことのある病気）
- ・嗜好品（飲酒、たばこ）、アレルギーの有無　など

　入院準備と合わせて、過去の病歴は整理しておくとよいでしょう。いつ頃、どのような病気で、いつ、どこの医療機関を受診していたか、入院したことはあるか等、時系列で新しい病気の順に調べておきましょう。

　一緒に暮らしていない家族の場合は、わかる範囲で情報提供をしましょう。家族構成、成育歴、生活歴、既往歴、日常生活の様子などは、入院後の治療やリハビリテーション（以下、リハビリ）に大いに役立ちます。また、教育歴は、認知症で精神科外来にかかる場合などに聞かれる場合があるようです。親の情報を整理して、いつでも情報提供できるように準備をしておくと、いざというときに安心です。

memo **入院申込時の書類**

　入院時には、入院申込書、緊急連絡先、保証人、手術や検査の同意書、入院誓約書など、各種手続き用の書類を提出します。

第 **1** 章　病気は突然やってくる　～親が倒れて入院したら● **19**

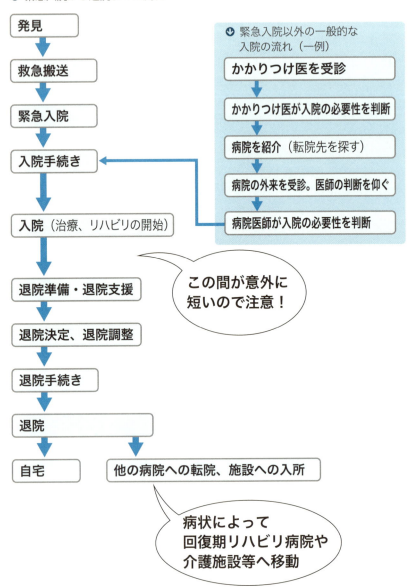

鉄則 3 治療やリハビリでわからない・不安なことは遠慮せず聞く

入院すると、早い段階で主治医から病状や治療方針について説明があります。その際、わからないこと、不安なことは、遠慮なく聞くようにしましょう。

▍治療・リハビリは、合意のもとに開始▍

まず主治医から、今回入院の原因となった病名や病状を確認しましょう。そして、入院診療計画書(入院から退院までの検査や治療の予定表)をもとに、どのような治療やリハビリが実施されるか説明を受けます。

●聞きたいことは事前にメモしておく

医師を前にすると緊張してしまい、聞きたいことがうまく聞けないことがあります。何となく話が医療側のペースで流れてしまうこともあります。そうならないためには、事前に「医師に聞きたいこと」を整理しておくことが大切です。「こんな質問をしていいのだろうか」「医師に失礼ではないか」など、遠慮することは全くありません。

●わからないことは遠慮せずに聞く

わからないことをわからないままに進めてしまうことで、後で医療側とのトラブルに発展する場合もあります。医療を受ける側と、医療を提供する側は、双方の合意のもとに治療していくという意識が大切です。わからないことや疑問点は、遠慮せずに何でも聞いてください。

第 1 章　病気は突然やってくる　〜親が倒れて入院したら　●　21

▍親の意思を確認して、
　納得してから治療やリハビリへ

　親の意思が確認できる場合は、必ず親の意思を確認しましょう。病気や障害と向き合いながら、治療やリハビリを受けるのは親自身です。納得して治療やリハビリを受けてもらうことが重要です。

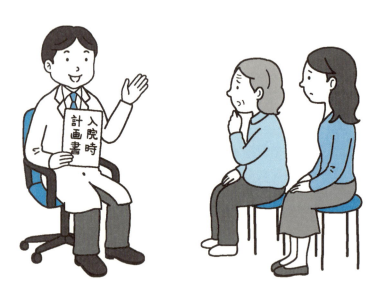

> **memo**　「主治医との面談」は日程調整が必要
>
> 　入院先の主治医との面談には、日程調整が必要になります。病院側の都合もあるため、平日の昼間に設定されることが多いようです。仕事をしている介護者の場合は、職場との時間調整が必要になるでしょう。どうしても都合がつかない場合は、平日の夕方や、土曜日の午前中など、主治医と話ができる時間帯を相談しましょう。

治療やリハビリでわからない・不安なことは遠慮せず聞く **鉄則 3**

早くも次の療養先を探すこともある

大学病院などでは、入院期間が大変短くなっています（→P.26）。医師からの病状説明と同時に、次の療養先についての説明を受ける場合があります。病気の種類や状態によって、リハビリを専門に行う医療機関（回復期リハビリテーション病院など）への転院を勧められることもあります。

次の療養先を探す場合も、意思が確認できる場合は親の声を聴きながら進めましょう。

---

memo リハビリは早期に開始されます

命が助かると、できるだけ早い段階でリハビリが開始されます。最近では、手術の翌日からリハビリを開始する病院もあると聞きます。早期発見、早期治療、早期リハビリが、1日でも早く患者から生活者へ戻っていく近道と考えられています。

---

memo 介護タクシー

介護タクシーは、車いすごと乗車できるので、要介護状態の方の移動手段として用いられます。要介護の人が対象の通院等乗降介助（介護保険サービス）と、タクシー会社などの運営する福祉タクシー等があり、後者は、買い物や旅行、退院・転院等に利用できます。

第1章 病気は突然やってくる 〜親が倒れて入院したら

鉄則4 主治医や看護師と信頼関係を築こう

治療やリハビリは、医師や看護師やリハビリスタッフの力だけでは進みません。医療者と患者、患者家族との信頼関係が何よりも重要です。

▌医師や看護師とのコミュニケーションが大切▐

医師や看護師は、患者の病気を治し、命を支えています。医師や看護師等の医療職と良好な人間関係を築くことが、治療の第一歩と言えます。

医師や看護師を信頼し、良好なコミュニケーションを図ることで、治療やリハビリがスムーズに進んでいきます。医療者と患者や患者家族が、二人三脚で病気と向き合わなければ、せっかく助かった命が無駄になってしまうかもしれません。

▌賢い患者・賢い家族になろう▐

大切なのは、「賢い患者・賢い家族」になることです。「賢い」とは、医療側の言うことを何でも物わかりよく聞くということではありません。患者や患者家族として「医療側に伝えたいことや疑問に思うこと」はきちんと伝え、そのうえで、「患者や患者家族ができる努力をする」ということです。

ときどき目にする光景ですが、主治医が質問した際、その質問に対する回答ではなく、全く違う話を始めてしまう患者や家族がいます。主治医は、これから行う治療に必要な質問をしています。まずは聞かれた質問の内容に、きちんと答えることを心がけてください。

主治医や看護師と信頼関係を築こう　鉄則4

■医師と患者は「人と人」■

　最近では、患者の権利ばかりを主張する人に、病院側が対応に苦慮することも増えています。「仕事があるので入院は土曜日の午後にして欲しい」「退院のときは、薬を2か月分出して欲しい」など、過度な要求は、患者としての印象を悪くしかねません。

　医師や看護師と信頼関係をつくるためには、患者側の努力も必要です。医師と患者であっても、「人と人との付き合い」です。お互いに気持ちの良いコミュニケーションを心がけましょう。それが信頼関係につながる第一歩です。

> **memo　医療法に定められた国民の努力義務**
>
> 　医療法第6条の2第3項には、次のように国民の努力義務規定が位置付けられています。
>
> 医療法第6条の2　第3項
> 3　国民は、良質かつ適切な医療の効率的な提供に資するよう、医療提供施設相互間の機能の分担及び業務の連携の重要性についての理解を深め、医療提供施設の機能に応じ、医療に関する選択を適切に行い、医療を適切に受けるよう努めなければならない。

> **column　話してみよう**
>
> 　残念ながら、忙しさなどを理由に、対応やコミュニケーションが不適切になっている医療職や介護職も見受けられます。でも、患者や家族の立場では、不快に感じても苦情を言うのは勇気が要ることです。そんなときは、我慢せずに病院の医療ソーシャルワーカーや施設の相談員などに相談してみましょう。話すことで気持ちが楽になり、少し冷静になれるかもしれません。

鉄則5 退院は意外に早い

病院は目的や機能により、さまざまな種類があります。次の療養に向けては、早めの準備が必要です。

■病院の種類によって入院期間は変わる■

　病院では「早期発見、早期入院、早期治療、早期退院」の考え方に基づき、適切な医療を効果的・効率的に提供するしくみになっています。何を目的に入院するかで、入院先は異なります。また、その病院がもつ機能によって入院期間も変わります。

▼ 病院の種類と特徴

病院の種類	おもな機能と目的	平均の入院期間
高度急性期病院	急性期の患者に対し高度な医療を提供し、命を助ける。救命救急病棟、集中治療室などがある	7日～10日
急性期病院	急性期の患者に対し、状態の早期安定を目指す	14日以内
回復期病院	急性期を経過した患者へ、在宅復帰に向けた医療やリハビリを提供する	90日～150日（疾患による）
慢性期病院	長期にわたり療養が必要な重度の患者や障害者、難病患者等の受け入れ	180日程度（疾患や条件による）

退院は意外に早い **鉄則5**

想像以上に退院は早い

　たとえば、大学病院などの高度急性期病院に入院した場合、手厚い看護配置基準があることから、平均在院日数は、約7日〜10日前後です。救急搬送され一命を取りとめたあとは、すみやかに、退院または転院の話が出るのが現状です。家族にとっては、命が助かり安心したのもつかの間、すぐに退院や転院の話になります。

　また、回復期リハビリテーション病院の場合は、病気の種類や状態により最初から入院期間が定められています。そのため「もう少しこの病院でリハビリを続けたい」と願っても、叶わないこともあります。

memo 看護配置基準と平均在院日数

　看護配置基準は、看護師が入院患者数に対し何人配置されているかを示すものです。「7対1（患者7人に対して1人の看護師が常時配置）」や「10対1」などと表現します。病院では、看護師1人あたりの患者数が少ないほど、入院の基本料金が高く評価されます。「看護配置基準7対1の場合は、平均在院日数（入院期間）18日以内」などと、決められているため、看護師を手厚く配置する急性期病院などでは入院期間が短くなっています。

memo 地域包括ケア病棟

　急性期治療を経過し、病状が安定した患者に在宅復帰を目指した医療やリハビリを行う病棟です。在宅療養の継続に向けて、一時的な入院による治療やリハビリも行います。

第1章　病気は突然やってくる　〜親が倒れて入院したら・27

鉄則 6 退院後の生活について早めに考えておく

入院から退院までは、想像以上に早いものです。退院の話が出たときにあわてないためにも、退院後の生活にどのような準備が必要か考えておきましょう。

入院前と同じ状態で退院できないこともある

治療が終わり、リハビリが進み、いよいよ退院が近づいてきます。最も理想的な退院は、入院前と全く変わらない心身の状態で退院できることでしょう。しかし、現実は思うようにはいきません。「入院」という一大イベントによって、全身の体力が落ちたり、気持ちが弱くなったりしています。「このまま退院して大丈夫だろうか」と不安を抱えたまま退院する方も多いはずです。

事前に心配事の解決方法を考える

少しでも安心して退院するためには、退院前の準備が必要です。「今までと同じようにはいかない」という前提で、退院準備を始めましょう。心配の中身は一人ひとり違うはずなので、本人や家族にとって何が心配事で、何を解決しておけば安心して退院できるかを考えておきます。

次の8つのポイントで確認しながら退院後の暮らしをイメージするとよいでしょう。

①食事、飲水の状況	②排尿、排便の状態
③睡眠の様子	④起居動作の状況
⑤歩行や移動の状態	⑥保清・清潔の状況
⑦外出の方法	⑧生活環境の状況

退院後の生活について早めに考えておく　鉄則6

具体的には、次のことをチェックしてみましょう。

- [ ] 自宅に退院する手段、家の中に入る方法
  （自分で歩く、杖やシルバーカーを使う、車いす、ストレッチャー等）
- [ ] ひとりで座っていられるか、どのくらい座っていられるか
- [ ] 室内ではどの程度動けるか（ひとりで歩けるか、支えが必要か）
- [ ] 室内を移動する手段
  （歩いて移動、杖・シルバーカー・車いすを使用、移動できない）
- [ ] トイレはひとりでできるか、介助が必要か
- [ ] 食事の摂り方（食事の環境、食事の準備、食事の方法）

　退院後の生活をイメージしながら、退院前に室内の環境を整えたり、介護サービスの利用を検討していきましょう。

ゆっくり自分の生活リズムに戻そう

　食事や入浴、就寝時間など、入院中はさまざまな制約の中で「患者」として過ごさなければなりません。退院は「患者」から「生活者」へ戻る第一歩です。だからこそ、「退院」は、親にとっても家族にとっても嬉しい瞬間です。不安はあると思いますが、希望をもって前向きに退院しましょう。

　退院したら、やりたいこと、食べたいもの、行きたい場所など、たくさんの希望が湧いてくると思います。ただし、患者から生活者への移行期である退院直後は、心身共に不安定な場合が多いので、あわてずゆっくりと自分の生活リズムに戻していきましょう。

第1章　病気は突然やってくる　〜親が倒れて入院したら　29

鉄則 7 「最期まで自分らしく暮らす」ためにかかりつけ医をもとう

退院に向けた準備では、退院後の健康を守ってくれる「かかりつけ医」を決めることが必要です。健康管理の基本は、自己管理ですが、高齢になると自己管理がうまくできないこともあります。

かかりつけ医をもとう

　入院中に退院後のかかりつけ医を決めておきましょう。在宅介護では、病状や障害を医学的に管理しながら、24時間365日、親の健康を守ってくれる身近なかかりつけ医が必要になります。かかりつけ医については、病院の医療ソーシャルワーカー、地域の医師会や地域包括支援センター等に問い合わせてみると良いでしょう。

かかりつけ医は暮らしを支えるパートナー

　かかりつけ医は、病気になったときに最初に相談したい医師のことです。日常的な診察や健康管理など、気軽に相談できる身近な存在です。病気のたびに、次々と別の医師にかかるより、普段の様子をわかってくれるかかりつけ医をもつことは、親の暮らしにとって何より安心です。親の健康管理のパートナーとして、かかりつけ医をもちましょう。

自分らしく生きるために

　生活を支える医療とは、病気や障害を抱えながらも、その人らしく生きることを応援する医療です。痛みや苦しみが少なくなり、穏やかに過ごせるようにするための医療といえます。

　かかりつけ医は「どうすれば穏やかに過ごせるか」「どうしたら楽しみのある幸せな時間を過ごせるか」「どのような最期(死)を迎えるか」を一緒に考えてくれる身近な医療の専門家です。自分らしく暮らすた

「最期まで自分らしく暮らす」ためにかかりつけ医をもとう **鉄則 7**

めの心強いパートナーとなる「かかりつけ医」を、早めに決めておきましょう。

●**かかりつけ医を選ぶポイント**

☐ 身近にいる
☐ どんな病気でも診る
☐ いつでも診る（24時間365日）
☐ 病状をわかりやすく説明してくれる
☐ 必要時、ふさわしい医師を紹介する

東京都医師会「かかりつけ医の5つのポイント」をもとに作成

その他、
☐ よく話を聞いてくれる　　☐ 焦らせない
☐ 患者の方を向いて話す　　☐ 適宜触って診察する
☐ 相性
なども大切です。

---

memo｜市区町村の健康診断は必ず受けよう

　65歳以上になると、市区町村で健康診断を受けられます。年に1回無料で受けられる地域もあります。健康管理の基本は自己管理。そのために、年に1回の健康診断を受けることをお勧めします。

　ただし、もし健康診断で「再検査」「要治療」と言われたら、必ず医療機関を受診しないと意味がありません。そのためにも、かかりつけ医をもつことは、とても大切です。

　健康診断は、大きな病気が隠れていないかをチェックするものであり、治療ではありません。仕事をしている人にとっては、仕事を続けられるかどうかに影響します。ぜひ、市区町村の健康診断を有効に活用してください。

第1章　病気は突然やってくる　〜親が倒れて入院したら　●　31

> **鉄則 8**
>
> # 入院にかかる医療費やその他の費用を知っておく
>
> 入院に伴い、さまざまな費用が必要になります。急な入院の場合、準備が間に合わないこともあるでしょう。民間の医療保険等も、すぐに支払われるわけではありません。

どの位かかるのか

公的財団法人生命保険文化センター「平成28年度 生活保障に関する調査」によると、直近の入院にかかった自己負担額の平均費用は22.1万円、入院日数は19.1日です[1]。どのくらい費用がかかるのか、おおざっぱにイメージできるとよいでしょう。

入院費用は入院した医療機関の機能や、入院中の治療内容によっても異なります。必ずしも全国統一の金額ではないので、あくまでも参考にしてください。

※1 出典：公的財団法人生命保険文化センター「平成28年度 生活保障に関する調査」
自己負担費用は、治療費・食事代・差額ベッド代、交通費（見舞いに来る家族の交通費も含む）や衣類、日用品などを含む額で、高額療養費制度利用後の金額。

年齢と所得によって自己負担の割合が異なる

医療保険での医療費の自己負担割合は年齢によって異なり、70歳以上は2割、1割と負担が減ります。ただし、70歳以上でも現役並みの収入がある人（現役並み所得者[2]）は、3割負担です。

※2 年収約370万円以上の人（後期高齢者医療制度または国民健康保険では、世帯内に住民税の課税所得額が145万円以上の被保険者がいる場合）。

鉄則 8 入院にかかる医療費やその他の費用を知っておく

● 医療費の自己負担割合

年齢	自己負担割合
～69歳	3割（未就学児は2割）
70歳～74歳	2割※3（現役並み所得者は3割）
75歳以上	1割（現役並み所得者は3割）

※3　平成26年4月以降に70歳になった人以降

公的医療保険が適用される費用とそうでない費用がある

　病院窓口で支払う入院費用には、公的医療保険が適用されるものと適用されないものがあります。先進医療などの保険外診療や室料（差額ベッド代）は、基本的に公的医療保険が適用されず、その部分は全額自己負担となります。診断書の料金も公的医療保険適用外で、金額は内容や病院によって異なります。

　なお、公的医療保険が適用されなくても、個人で加入する民間入院保険では適用される費用もあります。ただし、いったん支払いが必要です。

かかるのは医療費だけではない

　実際の入院にかかる費用は、治療・手術などに要する医療費だけではありません。リハビリ代、薬代などに加え、食事代、オムツを使用した場合はオムツ代、個室代、さらには、寝具やタオルなどのレンタル代、入院時に必要となる備品や身の回り品の購入費など、実にいろいろと費用がかさみます。

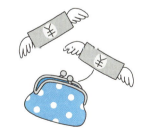

第1章　病気は突然やってくる　～親が倒れて入院したら

◉入院にかかるおもな費用

①入院時保証金

入院時にかかる。病院によって必要ある場合とない場合がある。金額も病院によって異なる。退院時に精算される。

②入院基本料

入院するとかかる1日あたりの基本料金。病棟の種類や看護配置基準によって異なる。

③治療費

入院基本料に含まれない特別の診療行為に対する費用。投薬、注射、手術、リハビリテーション、各種検査など。

④オムツ代

使用した場合。手術後など一時的に使用する場合があり、使用枚数で請求されることが多い。高齢者で排泄が自力でできない場合などは、意外とかかる。医療費控除の対象。実費。

⑤食事代

入院時の食事代。治療食や特別食などで異なる。

⑥室料（いわゆる差額ベッド代）

2人部屋や個室など、より環境の良い病室を希望する場合に発生。医療保険外なので全額自己負担。1泊2日の場合、2日分かかる。

⑦リース代

タオルや寝間着など、洗濯代込み1日単位でレンタル可能。リース内容によって費用は異なる。病院側がリース会社と契約し、患者と直接契約を結ぶ場合が多い。独居高齢者などが増えているため、ニーズはある。

入院にかかる医療費やその他の費用を知っておく **鉄則8**

⑧その他

　下着、テレビカード、テレホンカード、箸やコップ、室内履き、ティッシュなど、細々した費用は別途必要。診断書や入院証明書などの文書料も必要に応じてかかる。

こまごまとした経費も意外とかかる

　入院費だけでなく、家族がお見舞いに行く際の交通費や駐車場代なども、入院が長期化すればかなりの金額になることがあります。1つひとつは細かい金額でも、ちりも積もれば山となります。

　なお、入院にかかる経費には医療費控除（→P.38）の対象になるものもありますので、忘れずにレシートや領収書を取っておきましょう。

memo 入院中の金銭管理

　入院したら、貴重品や多額のお金は、必ず家族や信頼できる人に預けましょう。決して病室に置いておかないようにしてください。患者は、入院中に検査やリハビリなどで病室を離れることも多いため、病室での貴重品の紛失や盗難は、意外と多いのです。セキュリティーボックスなども用意されていますが、それに頼り過ぎるのは禁物です。

第1章　病気は突然やってくる　〜親が倒れて入院したら　35

鉄則 9 公的制度を活用して医療の費用負担を軽くする

入院費用としてある程度まとまった費用を用意しておけるとよいのですが、現実にはなかなか難しいものです。医療費の負担を減らす公的制度があります。

まず、早めに相談してみよう

入院費用の支払い方法や、支払期限等については、まず病院の医事課や医療ソーシャルワーカーに相談してみましょう。支払いを滞納してしまうよりは、早めに支払方法を相談し、工夫できるとよいでしょう。

高額療養費

高額療養費制度は、1か月[※1]の医療機関や薬局の窓口での支払いが、一定額（自己負担限度額）を超えた場合に、超えた金額が支給される制度です。入院時の食費負担や差額ベッド代、保険外併用療養費制度での保険外診療部分等は含みません。

● 70歳以上の場合

入院の場合、70歳以上なら自動的に支払いは自己負担限度額までとなりますので、申請の必要はありません[※2]。

[※1] 1か月は、月の初めから終わりまで。1月15日から2月10日など、2か月にまたがる場合は、その月ごとの計算となります。
[※2] 外来の場合は、70～74歳は「高齢受給者証」、75歳以上は「後期高齢者医療被保険者証」を窓口に提示します。70歳以上の非課税世帯等の人は、加入している医療保険に認定証の交付を申請し、窓口で提示する必要があります。

公的制度を活用して医療の費用負担を軽くする **鉄則 9**

◆ 医療費の自己負担限度額（70歳以上の場合）

所得区分	自己負担限度額			多数回該当
	外来（個人ごと）	1か月の上限額（世帯ごと）		
①現役並み所得者 年収約370万円～ （標準報酬月額28万円以上 課税所得145万円以上）	57,600円	80,100円+（総医療費-267,000円）×1%		44,400円
②一般所得者 年収156万～約370万円 （標準報酬月額26万円以下 課税所得145万円未満）	14,000円 （年間上限144,000円）	57,600円		
③住民税非課税等	Ⅱ住民税非課税世帯	8,000円	24,600円	適用なし
	Ⅰ住民税非課税世帯（年金収入80万円以下など）		15,000円	

出典：厚生労働省保険局「高額療養費制度を利用される皆さまへ」

　なお、2018（平成30）年8月分からは現役並み所得者がさらに3つに分類されるなど、上限額が変わります。国民健康保険の場合は、市役所や区役所の窓口に相談してみてください。

> **memo　世帯合算と多数回該当**
>
> 「世帯合算」は、同一世帯で同じ医療保険に加入している場合、医療費の自己負担額を世帯で合算できるしくみです。「多数回該当」は、過去12か月の間に3回以上、高額療養費の支給を受けている場合に、4回目からは1か月の自己負担上限額が下がるしくみです。

第1章　病気は突然やってくる　〜親が倒れて入院したら　● 37

●貸付制度もある

医療費の支払いが困難なときは、無利息の「高額医療費貸付制度」も利用できますので、医療保険に問い合わせてみましょう。貸付条件は高額療養費相当額の8〜9割程度です。

また、1年間の医療保険と介護保険へのサービスへの支払合計額が高額になった場合、還付を受けることができる「高額医療・高額介護合算制度」もあります（→P.151）。

■確定申告と医療費控除■

1年間に支払った医療費の合計が一定の金額を超える場合、税務署で確定申告すれば、所得から一部を差し引くことができる「医療費控除」が受けられます。

自分の医療費だけでなく、配偶者、子供など「生計を一にする」親族のために支払った医療費も合算できます。親と同居していなくても、生活費や療養費を仕送りしている場合は合算可能なので、税務署などで確認してみましょう。申告には医療費の明細書と領収書が必要です。

◉**医療費控除の対象となる金額**

・医療費控除の金額（上限 200 万）
　＝実際に支払った医療費の合計額－保険金などで補填される金額
　　－ 10 万円[※1]

　※1　総所得金額等が 200 万円未満の人は、総所得金額等の 5%の金額

公的制度を活用して医療の費用負担を軽くする **鉄則 9**

●確定申告時に医療費控除の対象となるもの
- 診療費・治療費
- 入院時に提供される食事代
- 通院や入院の交通費
- タクシー代（電車やバスでの移動が困難な場合）
- 診断書代（治療目的で医師が必要だと判断して作成した場合）
- 付添代（療養上の世話を受けるために付添人を頼んだとき）

　なお、パジャマや洗面具などの身の回り品や、本人や家族の都合だけで個室に入院したときなどの差額ベッド代は医療費控除の対象とはなりません。

memo　障害や福祉の制度で活用できるものもある

　病気の種類や障害の状態によって、難病助成や障害者福祉に関連する制度など、活用できる制度があります（→P.150）。住んでいる地域によって若干異なるものもありますので、医療ソーシャルワーカー（MSW）に確認してみましょう。

第 **1** 章　病気は突然やってくる　〜親が倒れて入院したら　**39**

鉄則 10 入院中や退院後の生活に困ったら相談しよう

病院では、患者や家族が安心して療養できるよう相談窓口を設置しています。入院先に、どのような相談窓口があるか知っておきましょう。

▍医療や福祉に関する相談窓口があります▍

　多くの病院には、「医療福祉相談室」や「地域医療連携室」などの名称で、相談窓口が設置されています。相談窓口には、おもに「医療ソーシャルワーカー（MSW：メディカルソーシャルワーカーとも言う）」や「退院調整看護師」「連携事務員」などの職種が配置されています。医療機関によって相談窓口の名称や、配置されている職種が違いますので、まずは、入院した病院の相談窓口を確認することをお勧めします。

　小規模の病院や有床診療所では、医療相談室等の設置やMSWが配置されていないこともあります。その場合は直接、病棟看護師などに相談するとよいでしょう。

▍心強い福祉の専門家　医療ソーシャルワーカー▍

　医療ソーシャルワーカーは、患者や家族の療養に関するさまざまな相談にのってくれます。医療や福祉の各種制度に関する相談や、療養中の不安や悩み、退院後の生活や経済的相談などへの適切な助言や提案を行っています。

　入院中の患者や患者家族は、「退院後の生活が心配」「入院費用の支払いが厳しい」など、さまざまな不安を抱えています。時には、医療職に対する不満や不信感などを感じることもあるでしょう。そんなとき、医療ソーシャルワーカーは、療養中の患者や患者家族の立

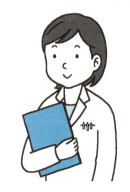

入院中や退院後の生活に困ったら相談しよう 鉄則10

場に立って、不安な気持ちを支える心強い味方になってくれます。

在宅医療のサポート役 退院調整看護師

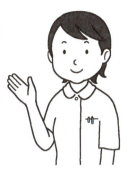

　最近では、退院調整看護師を配置している医療機関が増えてきました。退院調整看護師は、患者や家族が安心して退院できるようにサポートする仕事です。

　病気や怪我は治っても、身の回りのケアや介護が必要な状態で退院することも増えてきました。医療的な処置を必要とした状態での退院も珍しくありません。経管栄養のままの退院や、手術後の創部の消毒、がん末期の麻薬の管理など、退院後も在宅でやらなければならないことはたくさんあります。

　そのため、退院調整看護師は、家族や介護者に対しても、退院前に医療行為の手技やその際の注意事項などを指導し、退院後も在宅生活が継続できるように支援をしています。

地域の関係機関との連携を図る 医療連携事務職

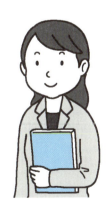

　医療連携事務職は、地域の病院や診療所などと連携を図り、時には、患者がスムーズに入院できるよう入院のサポートをしてくれます。患者や患者家族の不安なことを聴き取り、主治医や看護師、医療ソーシャルワーカーにつなぐ役目も担っています。入院時だけでなく、通院時でもわからないことがあれば遠慮なく相談してみましょう。

►►► MEMO ◄◄◄

第2章

介護はじわじわやってくる

―あれ？ もしかして認知症？―

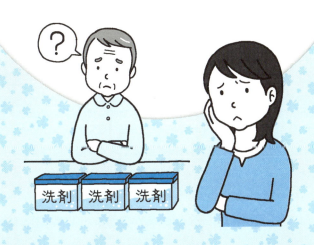

小さな変化を見逃さない

歳を取ると心や身体の機能が衰え、もの忘れも増えてきます。しかし、もの忘れの裏側には、認知症につながる病気が隠れていることがあるので注意が必要です。

「歳だから」で片付けてはいけない

歳を取ると、健康であっても耳が遠くなったり、動きが遅くなったり、身体や心の状態が衰えていきます。自分の衰えを認めて受け入れていくのは、実はなかなか難しいものです。つい「歳だから」という言葉で片付けてしまっていないでしょうか。

病気が隠されていることも

「歳だから」は、とても都合の良い言葉です。親も「歳だから忘れっぽくなって困るわねえ」と言いながら、笑ってごまかすこともあるでしょう。もちろん、歳を取れば誰でも、もの忘れは多くなります。でも「歳だから」と見過ごしていると、もの忘れの裏側に認知症につながる病気が隠されていることもあります。

小さな変化を見逃さない

認知症の場合は、自分の物忘れを自覚することが難しくなります。たとえば、夕飯を食べたあとに食べたことを忘れてしまう、お財布をどこに置いたか覚えていないなど、認知症の始まりは、日常生活の些細な変化から始まります。親の小さな変化を見逃さないことが大切です。

気づいたときが動くとき

家族は、ある日ふと気づく親の変化に戸惑うことがあるかもしれません。親の変化に気づいても、「たまたま忘れただけ」「少し体調が悪い

小さな変化を見逃さない 鉄則11

のかな」「まさかね……？」と思うレベルかもしれません。

でも、変化に気づいたときが、行動を起こすときです。実は親自身も「あれ？」「なんかおかしいな？」と感じているのです。「いろいろうまくいかない」「わかってもらえない」と、何となく今までと違うことを感じて不安になっています。

これが認知症の初期段階といえます。

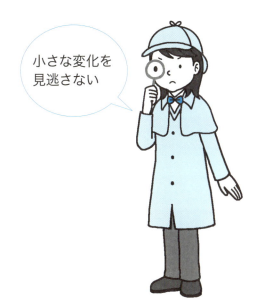

小さな変化を見逃さない

第2章 介護はじわじわやってくる ～あれ？ もしかして認知症？ 45

鉄則 12 認知症は「忘れる」のではなく「覚えていない」

「認知症」と似た症状に「もの忘れ」があります。もの忘れと認知症は、どう違うのでしょうか。

■もの忘れと認知症は大きく違う■

親が認知症の場合、本人には「忘れた」という自覚はありません。自分がやったことの記憶が丸ごと抜けてしまうからです。周りが誤解してはいけないのは、「忘れている」のではなく、「覚えてない」ということです。

もの忘れは「忘れる」、認知症は「覚えていない」、ここが大きな違いです。覚えていないのですから、「また忘れたでしょ！」と言われても、親にしてみれば「約束した？　覚えてない」ということになります。

■簡単に受け入れることはできない■

親自身が「覚えていない」ことを、他の人から「忘れた」と指摘されるのですから、簡単に受け入れることなどできるはずがないのです。「そんなはずはない！」と、否定したくなるのも当然です。

できるはずだと思っていたことができていない、でもその理由がわからないので、親は漠然とした不安を感じています。まずは、そのことを周りの人が理解することが大切です。

■認知症では記憶そのものが失われている■

単なるもの忘れの場合は、何かヒントを出してもらえれば「あ、そういえば！」と、思い出すことができます。これに対して認知症の場合は、ヒントがあってもその出来事に対する記憶そのものが失われているので、思い出すことができません。

認知症は「忘れる」のではなく「覚えていない」

　認知症の初期段階では、もの忘れと区別がつかない場合もあるので、判断に迷う場合もありますが、親自身が、理由がわからない不安感に包まれていることだけは、理解しておきましょう。

● もの忘れの場合

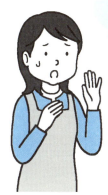
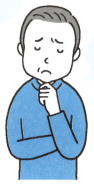

● 認知症の場合

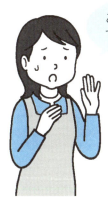
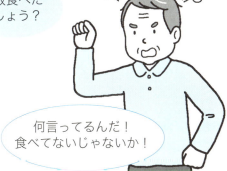

第2章　介護はじわじわやってくる　〜あれ？もしかして認知症？　47

鉄則13 認知症は病気からくる症状であると理解する

親が「認知症かもしれない」と気づいたら、できるだけ早く専門の医療機関を受診しましょう。とはいえ、どのように受診をさせるかは、家族にとって悩ましい問題です。

どのように受診につなぐか

認知症の初期段階で、精神科を受診するのは至難の業です。「ボケ老人扱いするのか！」と怒り出す親もいるでしょう。だからと言って、だまして病院に連れていけば、親は「家族に嘘をつかれた」という不信感でいっぱいになります。

不安を抱えている親の気持ちを理解しながら、適切なタイミングで受診につなげる工夫が必要です。

認知症には、原因となる病気がある

まず、認知症には、原因となる病気が必ずあるということを理解しておきましょう。

病気やけがによって、記憶、見当識※、理解力や判断力、計算力など、さまざまな認知機能が低下します。認知症によって、それまでの生活や家庭生活を送れなくなることがあります。

認知症は、何らかの原因で脳の神経細胞が死んでいく病気です。原因となる病気には、アルツハイマー病やレビー小体病などがあります。また、脳梗塞や脳出血などの脳血管障害が原因でも、認知症の症状は起こります。その他、アルコールや薬物などによる中毒や、交通事故などの外傷でも認知症は起こります。また、認知症と区別しにくい精神的な病気もあります。

※ 見当識とは、現在の年月や時刻、自分がどこにいるかなど基本的な状態を把握すること。

認知症は病気からくる症状であると理解する **鉄則 13**

　認知症は、進行性のため治療が難しいとされていますが、最近では、原因となる病気によっては治る認知症もあると言われています。いずれにしても、「認知症は病気」という認識をもちながら、早期診断と適切なケアで、親が安心できる環境をつくることが大切です。

▌早めに相談しよう▌

　早期診断は、認知症を引き起こしている病気を正しく理解するためにも大切です。これから起こるさまざまな症状に対し、心構えや準備をすることで落ち着いて対処できます。また、治療ができる病気が潜んでいる場合は、早めに治療を開始することで認知症の症状が軽くなることもあります。

　早期診断は、専門医や医療や介護関係者と早くつながるきっかけにもなります。家族だけで抱え込まずに、早めに相談しましょう。

> **●おもな認知症のタイプ**
> ・アルツハイマー型認知症 ―――もの忘れが主症状
> ・レビー小体型認知症 ―――幻視や幻聴などがみられる
> ・脳血管性認知症―――――脳梗塞や脳出血などが原因
> ・前頭側頭型認知症―――――前頭葉や側頭葉の萎縮が原因

　なお、認知症の初期段階であれば、認知力が改善できる可能性のある病気もあります。

　[例] 甲状腺機能低下症、正常圧水頭症、慢性硬膜下血腫　など

　初期段階で適切に受診することによって、認知症を悪化させないことができるかもしれません。

第**2**章　介護はじわじわやってくる　～あれ？ もしかして認知症？　● **49**

鉄則 14 早い時期に専門医を受診しよう

認知症は、早期発見、早期対応が肝心です。しかし、認知症の診断を受けるためには、どの医療機関の、どの診療科を受診すればよいのでしょうか。

▍身近な人に話をしてみる▍

親の認知症に気づいても、どのタイミングでどこに相談すればよいかわからず悩むこともあるでしょう。家族だけで抱え込んでしまわないように、まずは身近に相談できる人がいれば、話をしてみることから始めましょう。変化は日常生活の中で起こっているので、生活の様子を含めて相談できる先が必要になります。

▍かかりつけ医に相談する▍

親にかかりつけ医がいる場合は、まずはかかりつけ医に相談するとよいでしょう。認知症以外の病気で通院していても、認知症の不安があることを伝え、どのような症状があるかを相談してください。必ずしも、認知症＝精神科と思わなくてよいのです。かかりつけ医が、必要に応じて専門の医療機関につないでくれます。

●最初は家族だけで相談することもできる

相談に行くときは、必ずしも親を一緒に連れていかなくても大丈夫です。まずは、家族だけで相談することもできます。また、親の受診に付き添った際、親の前では話しにくいことは、事前に連絡をしておくと配慮してくれる場合もあります。かかりつけ医には、遠慮なく相談しましょう。

早い時期に専門医を受診しよう 鉄則14

■地域包括支援センターと認知症地域支援推進員■

　親の認知症が疑われたときには、まず親が住んでいる地域の担当地域包括支援センターに相談してみましょう。地域包括支援センターには、保健師（または看護師）、社会福祉士、主任ケアマネジャーの3職種が配置されています。

　認知症のことだけでなく、生活上の困りごとや介護のこと、お金のことなど、さまざまな相談に応じてくれます。地域包括支援センターは、暮らしの身近にある市民のための相談窓口です。安心して相談してみてください。

　また、認知症の人を容態に応じて、必要な医療や介護のサービスへとつなぐ認知症地域支援推進員という職種が新たに加わりました。平成30年度までに地域包括支援センターや市区町村に配置されることになっています。

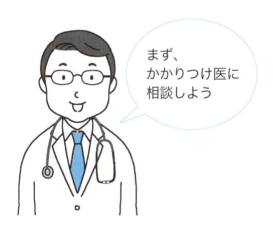

第2章　介護はじわじわやってくる　〜あれ？ もしかして認知症？

専門の医療機関を探す

認知症の診察は、精神科や神経内科などで行われます。また、脳外科や脳神経外科、老年病科などで認知症の診断をすることもあります。もの忘れ外来や心療内科、メンタルクリニックなどでも対応しています。

家族が専門の医療機関を探すのは大変なことです。まずは、かかりつけ医に相談することが大切です。地域の医師会では、「認知症サポート医研修」を受けている医師も増えてきました。早めに相談してみましょう。

専門医の受診

認知症の早期診断では、専門医の診察やMRIなどの画像検査が行われます。また詳細な心理検査を行うこともあります。問診や検査の結果、認知症の原因となっている病気を診断することができます。受診の前には、認知症状を含めて、親の基本情報を整理しておきましょう。家族歴、家族の病歴、生活歴、既往歴、医療情報など、問診に必要な情報を整理しておくとよいでしょう。

親が受診を嫌がる場合

親を専門医に受診をさせたいと思っても、親自身が「自分はボケていない！」と、受診を拒むこともあるでしょう。時には「健康診断だから」と、半ばだまして病院に連れていくこともありますが、決して良い方法とはいえません。認知症であっても、だまされたことを感じれば、家族を信用しなくなってしまうからです。自分がされて嫌なことは親にもしないことが大切です。

最近では、「認知症カフェ」と呼ばれる場所が増えてきています。認知症の人と家族が、喫茶店やサロンに気軽に寄る感じで、認知症に関

する情報収集ができます。認知症カフェには、認知症の家族として経験のある市民や、地域包括支援センターや地域のクリニックの医師などが身近な相談者となってくれます。親が受診を嫌がるときの対応方法なども教えてくれるはずです。

説得より納得を

　大事なことは説得より納得です。もの忘れの状況を説明し、進行を遅らせるためにも、「早めに受診をしてほしい」と、きちんと説明しましょう。

　また、「家族のためにも受診をしてほしい」と伝えることも大切です。認知症であっても、家族への配慮や心遣いの感情は残っているからです。親自身が納得して専門医を受診する工夫が大切です。

鉄則15 認知症ではなく、うつ病の場合もある

うつ病では、気分が落ち込んだり、集中力が低下したりと認知症に似た症状が現れます。

■意外と多い、高齢期の「うつ病」■

うつ病は、高齢者に限った病気ではありません。子供や若い人から高齢者まで幅広い年齢層がかかる病気です。しかし、近年、高齢期のうつ病は増えています。「老人性うつ」といわれます。

■高齢期のうつ病の特徴■

高齢者のうつ病は、耳鳴りやめまい、ふらつきなどの訴えや、「何となく身体の調子が悪い」という不定愁訴などが特徴です。

自分の健康を過度に気にして不安になったり、被害妄想などが現れたりすることもあります。責任感の強い人がなりやすいといわれています。

■喪失体験が引き金になることもある■

高齢者のうつ病は、さまざまな喪失体験がきっかけで発症することがあります。配偶者や知人・友人との死別、可愛がっていた犬や猫などの死亡によるペットロス、定年退職による社会的役割の喪失など、さまざまな出来事がきっかけとなって、生活の張り合いをなくし、うつ病の引き金になることもあります。

■認知症と間違われる場合もある■

老人性うつと認知症は、症状が似ていることから間違われるケースが少なくありません。

認知症ではなく、うつ病の場合もある 鉄則15

　認知症になると、気分の落ち込み、意欲・集中力の低下、イライラ感など、うつ病と非常によく似た症状が現れます。うつ病と認知症を合併している場合もあります。

　親にうつ病が疑われる場合は、なるべく早くかかりつけ医や精神科に相談しましょう。

はげましは禁物

　老人性うつは、「歳だから」と放っておくのは禁物です。しかし、「早急な回復を期待すること」や「はげまし」なども、うつ病には禁物と言われています。思いつめてしまうと重症化し、自殺などに至ることもあるからです。

　高齢者では、他にもさまざまな病気との合併症の場合もあるため、うつ病が見逃されてしまうこともあります。

　周囲がうつ病に対する正しい知識をもち、穏やかに接することが大切です。

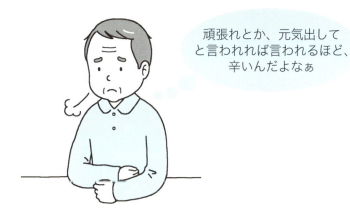

第2章　介護はじわじわやってくる　〜あれ？もしかして認知症？

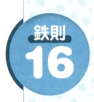

鉄則 16 一番不安なのは、親自身だということを理解する

認知症の初期段階では、本人は「あれ？ なんか変だ……」と漠然とした不安を感じています。

▍心はとてもデリケート　初期段階の対応▍

　親自身には「以前と同じではない」という漠然とした不安があり、いろいろなことが今までと同じようにできなくなっているという自覚があります。周りにいる家族は、まず、その感情を察してあげることが大切です。

▍自尊心は失われていない▍

　一度にたくさんのことをしなければならないときに、作業がうまくいかなくなったり、途中で忘れてしまったりすることがあります。親は「何かがおかしい」と感じながら、今までと同じことを何度も確認しないとできなくなります。これは親にとって、とても疲れることです。

　それでも精一杯頑張っている時期に、周りの人から「もっと頑張って」「なぜできないの」などと言われると、とても傷つき腹が立つのです。

　周囲は、できないことを指摘するのではなく、できていることや頑張っていることを認めることが大切です。

▍一番不安なのは親自身。言葉のかけ方に気をつける▍

　漠然とした不安の渦の中に、ゆらゆらと立っている状態が認知症の初期段階です。昔のことはよく覚えているのに、直近のことが覚えられない状態に、親は何ともいえない不安を感じているはずです。

　そのときに、「また忘れたの？」「さっきも言ったでしょ」など、繰り

一番不安なのは、親自身だということを理解する 鉄則 **16**

返し同じ指摘をされても、親は覚えていないことをどうすればよいのかわかりません。親の不安を取り除いてあげるような声かけが必要です。

OK
> すぐに用意しますね。
> 少し待っていてもらえますか？

NG
> さっき食べたばかりでしょ？
> また忘れたの？

OK
> あわてなくていいですよ。
> 一緒にやりましょう。

NG
> この前も教えたよね？
> まだ準備できないの？

第**2**章　介護はじわじわやってくる　〜あれ？ もしかして認知症？　**57**

鉄則 17 落ち着いて、親の不安な気持ちを支えよう

認知症の初期では、家族や周りの人は、親の変化に気づいても、まだ「認知症」だという確信はもてません。

■これからの対応方法を考える■

「まさか自分の親が認知症になるはずがない」、家族なら誰でも最初はそう思いたいはずです。家族の心構えとして、認知症が始まった親をどのように理解すればよいか、これからの対応方法を考えることが大切です。

■まず家族が落ち着くこと■

「頑張ればできるはず」「指摘すれば思い出すはず」と、思いたい気持ちはわかりますが、「頑張ればできる」と考えるのは禁物です。親は、漠然とした不安の中で、すでに精一杯頑張っているのです。

家族以上に、親の方が不安で混乱をしています。まずは家族が、親の言動に一喜一憂せず、落ち着いて対応することが大切です。

■不安な気持ちを支える■

親の不安な気持ちを支えるためには、まず親の声に耳を傾けることが大切です。「なぜできないのだろう」という不安と、「やればできるはず」という気持ちが錯綜しているのが初期段階です。その状況の中にある親自身が、混乱した感情を抱えて生活しているということを受け止めていきましょう。

■家族の気持ちも整理する■

認知症は、できていたことができなくなっていく「病気」です。頭で

落ち着いて、親の不安な気持ちを支えよう　鉄則17

はそうわかっていても、「認知症ではない理由」を探したくなるのが家族です。若くて元気だった頃の親のイメージが脳裏に残っていて、現実の親の姿をなかなか受け入れられないこともあるでしょう。親の不安と同時に、家族も複雑な心境を隠せないのは当然なのです。

　まず、落ち着いて、親の様子をしっかり観察してください。小さな変化でもメモに書き留めておきましょう。できなくなってきていること、今までと違う言動など、日付と記録を書き留めておくと、診断を受ける際にも役に立ちます。

周囲に状況を伝えておく

　認知症の初期段階では、たまに会う近所の人や別居の家族などは、何の変化も感じないかもしれません。親の状況変化は、早めに周囲に伝えておきましょう。そして、医療機関や関係機関にきちんと繋げていることを伝え、周囲に認知症の正しい理解をしてもらえるよう配慮することが大切です。

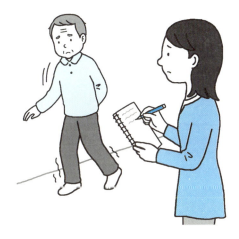

第2章　介護はじわじわやってくる　〜あれ？ もしかして認知症？　59

鉄則 18 お金の管理や車の運転は、早めに対策を考える

認知症が進行すると、悩ましい問題もいろいろ出てきます。代表的な悩みに、お金の管理と、車の運転があります。

▍お金の管理は難しい▍

　親の自尊心を大事にしたいという気持ちとは裏腹に、「正直困った」という家族の悩みは増えていきます。

　日常的なお金の管理では、同じものをいくつも買ってきたり、細かいお金の計算ができなくなったり、銀行で振り込みをしたことを忘れ、2度振り込んでしまうこともあるようです。

　また、通販などで高額な布団をいくつも買ったり、家のリフォームの契約をしてしまったりすることがあります。契約したことが全く記憶に残っていないので、業者との間でトラブルに発展することもあります。親が一人暮らしの場合などは、親の預貯金や資産を守ることが大変になってきます。早めに成年後見制度などの手続きをすることをお勧めします（→P.164）。

▍車の運転が難しくなる▍

　最近のニュースでは、高齢者の車の運転によるトラブルが増えています。アクセルとブレーキを踏み間違えたり、進行方向と逆方向に走って事故を起こしたりなどの話をよく聞きます。

　加齢による運動機能の低下もありますが、認知症の場合は、さらに深刻です。道路標識の意味を理解できず事故を起こしたり、自分だけでなく一般の人を巻き込んだ事故を起こしてしまう危険もあります。

　親に認知症が疑われる場合は、取り返しがつかないことになる前に、早めの対策が必要です。免許の更新をしないなど、車の運転から卒業

お金の管理や車の運転は、早めに対策を考える　鉄則18

するように促しましょう。

ていねいに伝え続ける

　お金のことも運転のことも、最初は親が納得しないかもしれませんが、おおごとになってからでは遅いことを親にていねいに伝え続けるしかありません。
　また、要介護認定時には、認定調査員にお金の管理が難しいことや運転の状況などをきちんと伝えましょう。

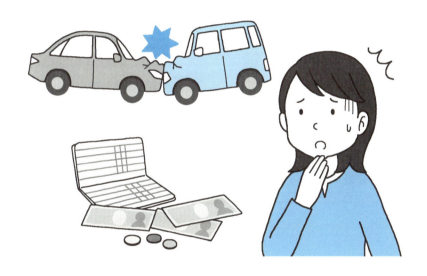

►►► MEMO ◄◄◄

第3章

介護が必要になったら
―これからの親の暮らしを考える―

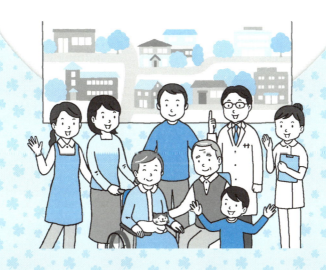

鉄則 19 介護者の暮らしを守る体制づくりが大切

目覚ましい医療の進歩により、昔は助からなかった命が助かる時代になりました。その後には、「介護」が始まります。「介護が始まっても長生きできる時代である」ことを頭に入れておきましょう。

◾介護は長期戦を覚悟する◾

　介護に至る病気や障害は人それぞれですが、多くの場合、介護は長期戦です。平均寿命と健康寿命の差を見ても、5年から10年、それ以上になることもあります。

　人間の死亡率は100％ですから、必ず誰にでも「人生の終わり」はやってきます。末期がんで余命1か月という場合は「終わりが見える介護」、難病や老衰などで余命がはっきりしない場合は「終わりが見えない介護」、と言えるかもしれません。

◾昔も今も介護の担い手は家族◾

　介護を社会全体の課題ととらえ、「介護は家族が担うもの」から、「介護は社会で支えるもの」に変えるために介護保険制度ができました。とはいえ、介護保険制度は介護の一部をサポートする保険のしくみであり、今でも介護は「家族」を中心に行われているのが現状です。

　2週間だけ頑張れば終わるのなら、少々無理をしてでも、仕事を休んででも、親の介護に集中できるでしょう。しかし、介護は長引くかもしれないのです。

　介護の大変さを他人と比べることは絶対にできません。しかし、介護時間の長さは、介護者の生活や介護者自身に、大きな影響があることは確かです。「介護は長期戦になる」と覚悟して、介護者自身の暮らしを守る体制づくりが必要になります。

介護者の暮らしを守る体制づくりが大切　鉄則19

余力を残して介護する

　介護は長期戦ですから、完璧な介護をしようと思わないことです。野球の投手に例えるなら、1回表から全力投球で臨めば、9回裏まで体力がもちません。ピッチャーは途中で交代ができますが、介護はすぐに誰かと交代するというわけにはいきません。また、野球も介護も9回裏で終わりではありません。延長戦に突入することもあります。最終回まで投げ切るためには、「余力を残しながら投げる」というテクニックが必要になるでしょう。介護も同じなのです。

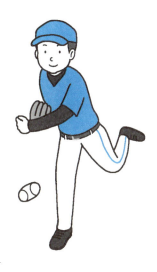

第3章　介護が必要になったら　～これからの親の暮らしを考える　65

自分の生活を犠牲にしない

介護の基本は、「自分の生活を犠牲にしないこと」です。介護者が自分で自分の生活をコントロールできる状態にしておかないと、親の介護を長く続けることはできません。

介護者が明るく優しい気持ちでいることが、親の介護には一番必要なことです。長丁場になる親の介護を乗り切るために、無理のない介護計画を立てていきましょう。

余裕のある介護で感情をうまくコントロールする

介護は、食事やトイレの介助などの直接的な介護だけではありません。日常的な会話や介護をしながらの声かけなど、精神的なケアも必要になります。

親に優しい言葉をかけるためには、介護をする側の気持ちが優しくなければなりません。しかし、大切に思っている親だからこそ、「何とかしたい」「もっと元気になってほしい」と必死になってしまうものです。その結果、思い通りにいかないことがあると、親に対してきつい言葉を突きつけたり、どうにもならないもどかしさをぶつけたりしてしまいます。介護で一番難しいのは、介護者自身の「感情コントロール」なのです。

介護はプロにお任せ。家族は愛を

ケアマネジャーや医療・介護の専門職は、どんなに頑張っても家族にはなれません。家族になれるのは、本人が「家族」と認めた人だけです。

「介護はプロに、家族は愛を」、この言葉のように、家族にしかできない愛情の注ぎ方を大切にしてください。家族にしかできない介護をするためにも、介護者自身の心を穏やかに、優しい気持ちでいられる

介護者の暮らしを守る体制づくりが大切

鉄則 19

ようにする工夫が必要です。

■1人で抱え込まない■

「介護は1人で抱えないこと」が大切です。介護はチームでやるものです。専門的な技術をもった医療職や介護職を上手に活用しながら、周りの人達に応援団になってもらうことが大切です（→P.96）。

協力してくれる家族がいる場合も、ひとりっ子などで協力してくれる家族がいない場合も、これからの介護は「地域で支える」という意識が大切です。最期まで親らしく暮らしてもらうために、地域の協力者をたくさんつくりましょう。

> **memo 家族がいない場合は、地域の支援が欠かせない**
>
> 最近は、家族がいないひとり暮らしの方も増えています。家族がいない場合、友人、知人、近隣の方々の支援は欠かせません。民生委員や地域包括支援センター、よく通うスーパーやコンビニの店員さん、かかりつけの病院や薬局など、地域の方々に、「自分の存在を知っている人を増やすこと」が大事です。たとえ家族がいなくても、最期まで望む暮らしが実現できる町づくりが大切です。

第3章 介護が必要になったら ～これからの親の暮らしを考える 67

鉄則20 親の現状を把握する

親の介護体制を考える前に、今の親の暮らしぶりを把握しておきましょう。わかっているつもりでも、意外と知らない親の様子が見えてきます。

▌親と同居している、または近くで暮らしている場合▐

　親と同居や、親の近くで暮らしている場合は、改めて親の様子を確認してみましょう。近くにいることでわかったつもりになっていることがあるかもしれません。親が望むことや望まないことなど、今の親の考えや気持ちを確認しておきましょう。

▌親と離れて暮らしている場合▐

　親と遠距離で暮らす場合、親の日常的な生活を知ることは難しいものです。電話やメールでは普通にやりとりをしていても、久しぶりに帰省してみると、思った以上に弱々しい親を見て驚くことがあるかもしれません。日常生活の中では、電話やメールだけではわからないことがたくさん起こっているのです。

　まずは、親の暮らしの中に、どのような人間関係があるか把握しておきましょう。訪ねてくれる人はいるか、お茶のみ友達はいるかなど、親のことを気にかけてくれる人の存在を確認しておきましょう。ご近所とのトラブルがないかを確認しておくことも大切です。親の住んでいる地域の民生委員や地域包括支援センターにも声をかけておきましょう。

親の現状を把握する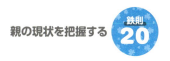

○ 親の暮らしの中での人間関係を把握

・交友関係

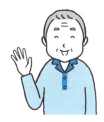 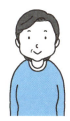  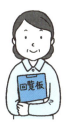

昔からの友人、近所の友達、趣味の仲間、町内会の付き合いなど

・周りにどのような人がいるか

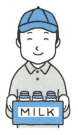 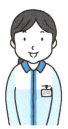 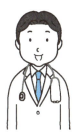

よく行くスーパー・コンビニの店員、かかりつけ医、かかりつけ歯科医、かかりつけ薬局など

・民生委員や地域包括支援センター

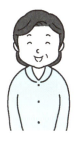 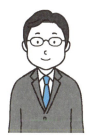

鉄則 21 介護を受ける親の意思を確認する

「もし口から食べられなくなったらどうする?」など、親と話し合った経験はあるでしょうか。介護が始まる前からどのような介護を受けたいか、介護に対する希望や要望を確認しておきましょう。

◢親が元気なうちに一緒に話そう◣

　日本の平均寿命は男性は80.98才、女性は87.14歳で、過去最高を更新しました(厚生労働省　平成28年簡易生命表の概況)。一方、健康寿命は男女平均で74.9歳(WHO　世界保険統計2016)です。平均寿命と健康寿命の差は、「介護時間の長さ」を意味しています。残念ながら「ピンピンコロリ」は、現実にはとても難しいようです。

　介護が始まる前に、親が自分で判断できるうちから、「どのような介護や医療を受けたいか」「どのような介護や医療は受けたくないか」「最期はどこで迎えたいか」など、意思を確認しておきましょう。

　最初は親に対して、「最期はどこで死にたい?」「口から食べられなくなったらどうしたい?」とは、なかなか聞きにくいかもしれません。でも、最期のことについて、きちんと考え、話し合っておくことは、介護が始まってから困らないための秘訣です。

　誰にでも最期のときは必ずやってきます。介護を暗く辛いものにしないためにも、前向きに明るく話しましょう。同時に、「無理な延命処置はしてほしくない」など、家族の親に対する気持ちもきちんと伝えておくことが大切です。

◢介護を受ける親の選択が大切。家族にゆだねるのはダメ◣

　介護が始まるときに、必ずしも親の意思が確認できる状態とは限りません。その場合は、残された家族が親の代弁者となり、さまざまな

意思決定を行います。

「最期は、娘や息子の判断にまかせたい」これは一見、親の意思表示のように思えるかもしれませんが違います。あえて厳しい言い方をすれば、自ら選択し、決定することから逃れているだけなのです。

自分の命に最期まで責任をもつのは自分自身です。残された家族が迷ったり困ったりしないように、自ら選択し、決定することも、介護を受ける親の大切な務めです。

家族は覚悟をもって臨む

親の意思を大切にするための話し合いをしたら、家族は少しずつ「心構え」をしていきましょう。「人事を尽くして天命を待つ」という諺があるように、寿命は天命です。必ず誰にでも訪れます。できるだけ苦しくなく、穏やかに、その人らしい最期を迎えるためには、家族の心構えを覚悟に変えることが必要です。

また、必ずしも自宅や病院で最期を迎えるとは限りません。外出先やショートステイ先で亡くなることもあります。最期の場所がどこであろうと、最期まで親らしい生きざま、死にざまを支えることが、家族の大切な役割ではないでしょうか。

親のことを一番よくわかっている家族にしかできない介護をすること、これが「家族の覚悟」です。専門職は、ほんの少し、そのお手伝いをするだけです。

鉄則22 どこで介護するかを決める

最初に決めることは、「どこで介護するか」です。親の自宅、介護者の家、自宅以外の介護施設等、場所によって必要な介護やお金が変わります。もちろん親の意思や希望を尊重することが一番大切です。

▌介護の場所によって必要な費用や介護が変わる▐

親の自宅で介護が始まる場合、光熱水費、食費、家賃（賃貸の場合）など、通常の生活費は普通にかかります。そこに介護費用が加わります。また、介護費用のほかに、医療費や通院にかかる交通費、入院費、介護者が遠方の場合は介護者の交通費なども考えておかなければなりません。

▌親の自宅で介護する場合▐

親の自宅で介護をする場合は、介護者の生活との距離感が重要です。親と同居または近隣に住む場合と、遠距離の場合では、移動時間や費用の総額も変わります。遠距離介護にかかる交通費は、介護費用の一部であると考えておきましょう。

近隣に住んでいる場合でも、バス代やタクシー代など、ちりも積もれば山となります。細々した雑費などの費用も必要になりますので、早めに親や兄弟姉妹、親戚等と介護費用の相談をしておくとよいでしょう。

▌親を呼び寄せて介護する場合▐

親を呼び寄せて介護をする場合、親にとって介護者の家や地域は馴染みのない環境であることに配慮しましょう。生活リズムが整うまでは、親が不安にならないよう気を配ってあげましょう。

どこで介護するかを決める 鉄則22

施設で暮らす場合

　施設を選ぶ場合は、新しい環境に慣れるまで、頻回に面会に行くなどの配慮が必要です。施設では、知らない人達と同じ建物の中で初めて一緒に暮らすことになります。施設職員と連携をしながら、親が1日でも早く施設生活に慣れるようサポートをしてあげましょう。

●介護にかかる費用

🔽 親の自宅で介護する場合

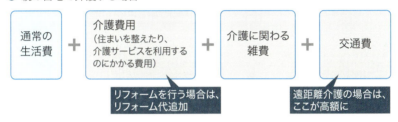

🔽 親を呼び寄せて介護する場合

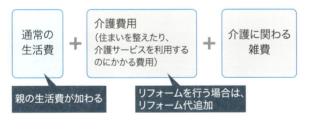

🔽 施設で介護する場合

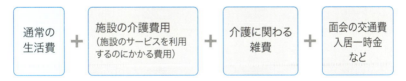

第3章　介護が必要になったら　〜これからの親の暮らしを考える　73

鉄則 23 自分ができることを書き出してみる

最初は、右も左もわからないまま介護が始まります。何から準備すればいいのか、どこに相談すればいいのかもわかりません。役割分担するためにも、自分にできることを書き出してみましょう。

■不安や気負いはあるけれど■

　仕事をもっている介護者の場合は、仕事と介護の両立が最初の課題です。「仕事を休まなければならないのか」、「仕事を辞めないといけないのか」、不安だけが強くなります。自分の親ですから、「何とか元気になってほしい」、「少しでも早く元の生活に戻ってほしい」と、誰もが願っています。だからこそ、「介護は自分がやらなければ」と気負ってしまうことも少なくありません。

　介護の準備を始めるうえで大事なのは、「介護で自分の生活を犠牲にしないこと」です。これまで親と一緒に生活をしていた人も、親と離れて生活していた人も、これからは親の介護と自分の生活を両立させていかなければなりません。親の介護のために、自分の生活を犠牲にするという気持ちになってしまうと、必ず途中で続かなくなります。「長い介護生活になるかもしれない」、最初からそのつもりで準備を始めましょう。

■まず、自分にできることを書き出してみる■

　何ができて何ができないかは、人それぞれです。大切なことは、決して他人とは比べないことです。また、長男だから、長女だからと、ひとりで責任をもつこともありません。介護はみんなで支えるもの、だから役割分担が必要なのです。

　まず、「自分にできることは何か」を書き出してみると良いでしょう。親の近くに住んでいるけれど毎日仕事に行っている場合、たとえば、

自分ができることを書き出してみる　鉄則23

「朝、電話やメールで体調に変化がないかを確認する」、これも立派な介護です。また、「週3回なら仕事帰りに立ち寄ることができる」「週末に買い物ならできる」「月1回の通院介助なら付き添える」など、自分にできることを考えておくことが大切です。

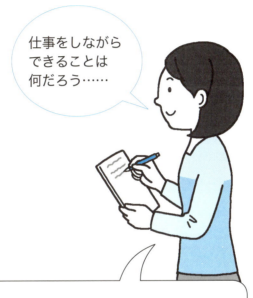

仕事をしながらできることは何だろう……

・朝、電話やメールで体調に変化がないかを確認できる
・週3回なら仕事帰りに立ち寄ることができる
・週末に買い物ならできる
・月1回の通院介助なら付き添える

第3章　介護が必要になったら　～これからの親の暮らしを考える

鉄則 24 役割分担をする
——主介護者、副介護者、キーパーソン

兄弟姉妹がいる場合、いろいろな形での役割分担が可能です。主介護者は誰か、副介護者は誰かを話し合いで決めておきましょう。

▍介護での役割を知ろう▍

●主介護者

主介護者とは、親の介護を中心的に行う人であり、身の回りの世話など実務的な役割を担う人です。親の食事の支度、洗濯や掃除などを含めた身の回りの世話、通院時の付添い、来客の対応、関係者との調整など、主介護者の役割は多岐にわたります。

介護の時間だけでなく、自分の時間が加わることを考え、生活時間を組み立てることが必要です。

●副介護者

副介護者は、主介護者をサポートしながら、親の介護を直接的に、また間接的に支える役目を担います。副介護者の重要な役割は、親の介護をサポートするだけでなく、主介護者の精神面の支えになることです。

●キーパーソン（意思決定代理人）

キーパーソンは、親の意思決定支援の中心的役割を担います。たとえば、親が認知症などで自分の意思を表明できないときは、親に代わって意思決定をします。

また、親が救急病院に搬送され意識がはっきりしない場合も、キーパーソンの意見は大変重要です。「手術をするかどうか」「延命治療を希望するかどうか」など、親に代わってその場で決めなければならない

役割分担をする 鉄則24

こともあります。あらかじめ親の意思を確認しておくことは、キーパーソンの大切な役割です。

兄弟姉妹で役割分担する

兄弟姉妹が多い場合や、親族に親の代弁者となり得る立場の人がいる場合は、誰が主介護者で、誰が副介護者で、誰がキーパーソンを担うのか、しっかりと役割分担をしておくことが大切です。

たとえば、「介護の中心となる主介護者は長女夫婦、入院費用や介護費用などの金銭管理は長男妻、日中に様子を見に行くのは次女家族、最終的に意見を取りまとめるのは、キーパーソンとなる長男」のように、最初に役割分担を決めておきましょう。医療保険や介護保険の契約や事務手続きなどは、キーパーソンと主介護者が一緒に行うとよいでしょう。介護では、たくさんの医療や介護の専門職とも関わることになります。誰が専門職とやりとりするかも、相談しておきましょう。

また、兄弟姉妹がいない場合は、キーパーソンも主介護者も1人で担わなければなりません。その場合は、地域包括支援センターやケアマネジャーなど、周囲のサポートを上手に活用して助けてもらいましょう。

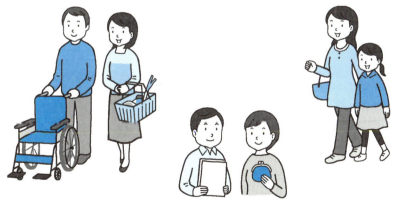

第3章 介護が必要になったら ～これからの親の暮らしを考える 77

主介護者になったら

●抱え込まない

主介護者が気をつけなければならないことは、介護を抱え込まないことです。責任感が強ければ強いほど、介護を抱え込む傾向があります。無理なく自分のできる介護の範囲を把握しましょう。

●自分を責めない

親の介護は、朝昼晩の食事の介助、排泄介助や入浴介助など、直接的な介護だけではありません。洗濯、掃除、調理、買い物、お金の管理、通院介助等々、生活全般の介護は本当に大変なことです。

また、親の気持ちを受け止めながら介護するのは、容易ではありません。親の喜怒哀楽を受け止めながらの介護は、苦しく辛いことも多いはずです。時には怒りや苛立ちで、親に当たりたくなることもあるでしょう。そんな自分を責めてしまうかもしれません。でも、決して自分を責めないでください。主介護者自身をケアすることが介護を続けるうえでは大切なことなのです。

●完璧を目指さない

すべての介護を主介護者ひとりでこなそうとすると、必ず燃え尽き

①介護の事実を周囲に語ること
②介護の応援団をたくさんつくること

てしまいます。燃え尽きることを「バーンアウト」とも言います。介護を長く続けるコツは、次の2つです。

主介護者が、燃え尽きずに介護を続けるためには、「60点の介護を目指すこと」です。60点の介護の大切さを理解して、時に介護のピンチヒッターとなってくれる味方をつくりましょう。（→P.96）

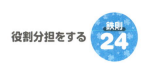

役割分担をする 鉄則24

▎副介護者になったら▎

●主介護者の意見を大切にしよう

　副介護者は、介護の中心となる主介護者の意見を大事にしてあげてください。主介護者は、とてもプレッシャーを感じています。親や家族、副介護者や周りの関係者などの間で板挟みになり、気持ちが不安定になることもあります。主介護者を思いやる気持ちや優しい声かけは、副介護者の大事な役割です。

●主介護者の気持ちを受け止めよう

　主介護者は、時に孤独感に苛まれます。介護には正解がないので、常に「これでいいのだろうか」「この介護で親は満足しているだろうか」と感じることも多いのです。また「なぜ私だけがこんなに大変な介護をしなければいけないのか」「誰も私の気持ちをわかってくれない」など、苦しい感情を誰かにわかって欲しいと思っているかもしれません。

　親を大事に思えば思うほど、思い通りにいかない親の態度に腹が立って、時には手をあげてしまいたくなることだってあります。それを、頭ごなしに批判してしまえば、主介護者の孤独感は一層増してしまうでしょう。まずは、主介護者の気持ちを受け止め、親の介護を頑張ってくれていることに感謝しましょう。主介護者の気持ちを聞いてあげるのも副介護者の大切な役割です。

●はげましは禁物。気兼ねない一言に注意

　直接介護をしていない家族から、「もっとこうすればいいのに」とか、「親の介護は任せているのだから頑張って！」というはげましは、主介護者にとっては重い言葉です。つい気兼ねなく言ってしまう一言が主介護者を傷ける場合があることを知っておきましょう。

第3章　介護が必要になったら　～これからの親の暮らしを考える　79

● 行動で積極的に主介護者を支えよう

　副介護者は、ときどき介護を交代する、買い物や掃除などは副介護者の分担とするなど、主介護者が心身共に健康で介護を続けられるように支えましょう。主介護者が親の介護を1人で抱え込んでしまうことがないように、周囲や家族の配慮はとても大切です。

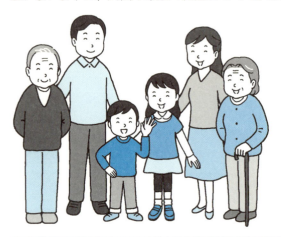

> memo　主介護者とキーパーソンが同じとは限らない
> 　主介護者とキーパーソンは、必ずしも同じとは限りません。たとえば、同居している長女が主介護者、離れて暮らす長男がキーパーソンという場合などもあります。主介護者とキーパーソンが別々の場合には、お互いの役割を理解し、尊重し合うことが大切です。どちらが欠けても、親の介護を続けることが難しくなるからです。

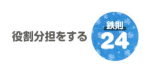

役割分担をする

キーパーソンになったら

●親の意思を尊重する

　キーパーソンは、主介護者と共に介護を支える重要な役割です。キーパーソンになることは、親の意思決定の代理人になることでもあります。

　親の介護が始まると、ケアマネジャーやさまざまな介護サービスとの契約、病院に入院した場合の保証人など、キーパーソンが対応する場面がたくさん出てきます。キーパーソンは、親が自分で契約できる場合はサポート役となり、親が自分でできない場合は、代弁者として意思決定をします。

●親の意向を確認しておく

　その際重要なのは、「選択はあくまでも親自身。親の意思が尊重されること」です。このことは絶対に忘れてはなりません。そのためにも、親が元気なうちから、親の意向や選択を確認しておくことが大切です。親が「望んでいること」「望んでいないこと」を、家族や親族にきちんと伝えることも必要です。親の意向は、できれば書面にしておくとよいでしょう。

●親族には、キーパーソンになることを了解してもらう

　キーパーソンになる人は、自分の兄弟姉妹、親の兄弟姉妹など、血縁関係がある親族に、自分がキーパーソンになることへの了解を得ておく必要があります。家族間、親族間でキーパーソンが決まっていないと、トラブルの元になりかねません。

　家族間で意見が食い違う場合、最終的に意見をまとめるのもキーパーソンの大切な役目です。緊急に判断が必要な場面では、家族間に意見の相違があると、医療関係者などは対応に困ることがあります。

第**3**章　介護が必要になったら　～これからの親の暮らしを考える

特に、「手術」や「延命治療」に関する意思決定の場合は、誰の意見を「親の意思」と理解すれば良いのか、病院側や関係機関にわかるようにしておきましょう。

● **主介護者とは二人三脚で**

　主介護者と一緒に、親が望む最期を迎えられるよう、二人三脚で介護を進めていきましょう。キーパーソンは、直接親の意向を確認しながら、親の意思を代弁し、親自身が最期まで意思決定できるよう、考えていくことが大切です。

　家族介護はチームワークです。キーパーソンは、家族間や親戚の意見をまとめながら、親にとってベストな介護ができる環境を整えていきましょう。そして、二人三脚から三人四脚、四人五脚へと親の介護を支える仲間を増やしていけると良いですね。

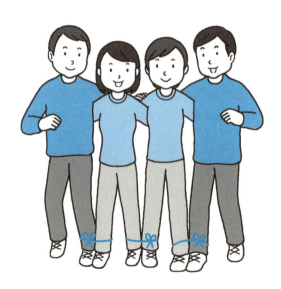

役割分担をする 鉄則24

『実際にあった事例』
キーパーソンが誰かが決まっていない

　83歳の父親が入院。母親はすでに他界、子供は長男と次男の2人です。父親と長男は以前から仲が悪く、入院中に長男は一度もお見舞いに来ません。そのため、キーパーソンは弟夫婦が担っていました。

　ある日、父親が危篤状態となり、延命措置をするかどうか決める段階になって、突然長男が現れました。「延命措置はしないでほしい」という次男に対して、「あらゆる延命措置をしてほしい」と言う長男。意見は真二つに分かれました。長男は「自分は長男なので父親の代理人である」と言って譲らず、なかなか方針が決まりません。どうやら父親には資産があり、兄弟間で遺産相続の揉めごとが続いていたようです。結局、延命措置は行われず、自然な最期を迎えましたが、兄弟関係はさらに悪化してしまいました。

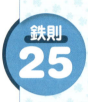

介護にかけるお金とお金の管理を家族で話し合う

鉄則 25

親の介護が始まるときには、さまざまな介護サービスの費用が必要になります。生活費のほかに必要となる費用なので、いくらかかるか、どの程度かけるのかを考えておかなければなりません。

■親のお金を大まかに把握する■

　親の「介護にいくらかけられるか」を確認しておくことが大切です。そのためには、現在の親の収支状況を確認するところから始めます。ただし、いくら子供でも、収入額や預貯金額をすぐには教えてもらえない場合もあるでしょう。大体でいいので、介護サービスにかけられるお金の目安として確認しておきましょう。

●収入
・年金
・家賃収入など年金以外の収入
・預貯金など

●支出
・家賃
・光熱水費、食費などの生活費
・生命保険などの支払い
・医療費
　（かかっている医療費の総額）
　（診察代、薬代、交通費）
・介護サービス費

■生活にかかるお金を計算する■

　まずは、暮らしていくために必要なお金を計算しましょう。基本となる生活費がはっきりしないと、各種介護や医療にかけるお金が計算できません。付録の「入院・介護に備えるシート」（P.179）を活用して、収入・支出の確認をしておきましょう。

鉄則
25

介護にかけるお金とお金の管理を家族で話し合う

▌削れない費用は何か、優先順位を決める▌

親の収入の範囲で、生活にかかるお金と、介護や医療にかかるお金を捻出しなければなりません。総額はいくらになるのか、お金は足りるのか、足りなければ家族間で負担できるのかなど、検討しなければならないことがたくさんあります。削れない費用は何か、優先順位を決めておくことも大切です。

親の暮らしを支えるために、最低限必要と思われる介護サービスは利用できるようにしておきたいところです。そのためにも、必要な費用・かけられる費用、実際にかける費用を計算してみましょう。

●月額の介護サービス費用の一例

要介護3の男性。日中独居。肺気腫で在宅酸素療法中。車いす、ポータブルトイレへの移乗は自立しており、短距離の伝い歩きは可能。

利用サービス　月額 13,782 円※

①**訪問看護（30分）×週1回　1,852円**
　在宅酸素機器の管理、状態観察、療養相談、療養指導
②**訪問介護（30分）×週3回　2,940円**
　安否確認、ポータブルトイレ洗浄、昼食配膳
③**通所介護（6時間滞在）×週2回　6,240円**
　日常介護、入浴介助、機能訓練
④**福祉用具貸与　2,750円**
　特殊寝台及び付属品、車いす及び付属品

※1　割負担の場合を1単位10円で計算した金額。地域によって1単位の金額は異なる。
　　別途加算が付く場合は、単位数と金額が変動。通所介護の昼食代は別途。

第**3**章　介護が必要になったら　〜これからの親の暮らしを考える　●　**85**

親のお金を誰が管理するか

病気や障害で身体が思うように動かなくても、意識がはっきりしていれば、親自身がお金を管理できます。1人で銀行に行けなくても、誰かの付添いがあれば直接預貯金を管理することもできます。

心配なのは、認知症などで、自分で金銭管理ができない状態になる場合です。同じものをいくつも買ってきたり、高額な布団を買ってしまい消費者センターに相談したりするケースも増えています。親の心身の状態をみはかりながら、「お金の管理を誰がするか」早めに話し合っておきましょう。

親のお金だけでは、まかないきれないとき

親の収入や預貯金だけでは足りない場合、家族間で介護費用を負担し合えるかを話し合っておきましょう。最初は「子供が負担するのは当たり前」と、気持ちよく援助していても、介護が長引くにつれ、負担感は増していくものです。親の介護費用のことで、家族関係が悪くなるのは残念なことです。最初の話し合いが肝心です。

---

memo　親の意思は早めに確認

介護を受けるのは親自身ですから、親の意思をきちんと受け止めて、親と家族が納得できる介護費用のかけ方をすることが大切です。親のお金は、親が望む暮らしのために使いましょう。親の意思確認ができるうちに、家族間で話し合っておくことが金銭面でのトラブル防止にもつながります。

介護にかけるお金とお金の管理を家族で話し合う

金銭トラブルにならないために使い道を記録しておこう

　親のお金を管理する役割が決まったら、親のお金の使い道をきちんと記録に残しておくことをお勧めします。

　お金の記録は、介護記録にもなります。いつ、どこで、何に、いくら使ったかを書くと同時に、親の介護で気づいたことや、ちょっとした変化などを一緒に記しておくといいでしょう。「完璧に記録しなければ」と気負わず、最初はレシートにマーカーを引いて、親の介護に使った費用の内容がわかるようにしておくだけでも良いと思います。

　前述したように、お金が原因で、親や兄弟姉妹との関係が悪くなるのは悲しいことです。家族間で役割分担をしながら、お互いの信頼関係を崩さないようにしたいものです。

> **memo　介護費用は医療費とセットで考えよう**
> 　最近では、医療的なケアが必要な状態で退院することも多くなりました。その場合、介護サービス費のほかに医療サービス費もかかります。介護と医療の費用は、セットで考えておくとよいでしょう。

> **voice　介護者の声　お金**
> 　親の介護が長引くにつれて、かかるお金は想像以上に増えていきました。介護が始まる前から、交通費も含めて介護に使えるお金を、ある程度準備しておくとよいと思います。また、親に銀行預金や生命保険の詳細を記録しておいてもらうか、直接教えてもらってください。入院時に保険金の手続きをしたり、入院や介護費用を捻出するときに必要になります。

第3章　介護が必要になったら　〜これからの親の暮らしを考える　87

鉄則 26 地域包括支援センターを確認しておこう

親の介護が始まる前に、親が住んでいる地域を担当する「地域包括支援センター」を確認しておきましょう。

■高齢者の総合相談窓口■

　地域包括支援センターは、おおむね中学校区に1か所（人口約3万人に1か所）の割合で設置されています。高齢者の暮らしを支える「総合相談窓口」と言えます。担当区域が決まっていますので、親の住所地を担当する地域包括支援センターの場所と連絡先を確認しておきましょう。市区町村の窓口や、役所のホームページなどで確認できます。

■高齢者虐待防止から介護予防事業、成年後見まで■

　地域包括支援センターでは、担当地域の高齢世帯の実態把握や高齢者虐待の防止、介護予防事業の取り組みや成年後見制度の活用など、幅広い事業を行っています。地域包括支援センターが担当するのは、65歳以上の高齢者ですが、時には世帯が抱える問題や、家族支援などにも対応しています。

　また、要介護認定は受けていないけれど、在宅生活に不安を抱える高齢世帯の支援や、地域の民生委員や自治会との連携による見守り支援なども行っています。

　要介護認定を受けた高齢者の場合は、ケアマネジャーにケアプランの作成を依頼できますが、要支援認定の場合は、原則、地域包括支援センターが介護予防ケアプランを作成します。また、要介護認定結果が出るまでは、地域包括支援センターが介護の準備を手伝ってくれます。

地域包括支援センターを確認しておこう　鉄則26

設置方法や名称は地域によって違う

　地域包括支援センターは、市区町村によって設置の仕方が異なります。保険者の考え方や人口規模によって、地域包括支援センターの設置数が異なることもあります。また、地域包括支援センターの名称も「高齢者支援センター」など、地域によって違いがあります。親が住んでいる地域の地域包括支援センターの名称を確認しておきましょう。

　要介護認定結果が出ると担当ケアマネジャーを決めることになりますが、ケアマネジャーが決まったあとも、地域包括支援センターとケアマネジャーは、連携しながら在宅介護のサポートをしてくれます。

　医療、保健、福祉、介護の各分野の専門職が配置されている地域包括支援センターは、地域での暮らしを支える要となる機関です。地域のことを良く知っている専門職が、親の介護の始まりをサポートしてくれるはずです。

> **memo　地域包括支援センターの3職種**
> 　地域包括支援センターには、高齢者の在宅生活におけるさまざまな相談に対応できるよう、医療や介護の専門職が配置されています。①社会福祉士、②保健師又は経験のある看護師、③主任介護支援専門員（主任ケアマネジャー）の3職種です。また、平成30年度までに、市区町村や地域包括支援センターに「認知症地域支援推進員」が配置される予定になっています。

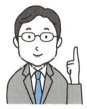
社会福祉士

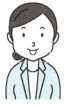
保健師
（または看護師）

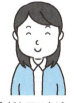
主任ケアマネジャー

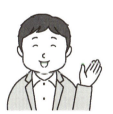
認知症地域支援
推進員

鉄則27 介護のパートナーを見つけよう

親の介護が始まると、介護者の生活は大きく変わります。特に、主介護者は、自分の親の介護なのだから「自分がしっかりしなければ」と、気負ってしまうことも多いでしょう。

▎介護には楽しさも苦しさも両方ある▎

「介護」と聞くと大変なことばかり想像する方もいると思いますが、嬉しい瞬間はたくさんあります。今まで気づかなかった親の気持ちを知ることができたり、思いがけない感謝の言葉をもらうこともあります。それでも「介護」は、楽しいことばかりではありません。辛く苦しく、「孤独」を感じることもあります。

▎ケアマネジャーは介護の強力なパートナー▎

そんなとき、親の介護を一緒に考えてくれるパートナーとしてケアマネジャー(介護支援専門員)がいます。

ケアマネジャーは、介護保険法に位置付けられた専門職です。医療や介護の公的保険サービスや、保険外サービスなどを組み合わせて、親が望む暮らしを実現するための介護計画(ケアプラン)を、一緒に考えてくれます。

▎地元ならではの情報をたくさんもっている▎

ケアマネジャーは、医療や介護サービスなどの社会資源の情報をたくさん知っています。親が住んでいる地域独自のサービスや、近所のボランティアサークルなど、親の介護に活かせる地元ならではの情報をたくさんもっています。

遠距離介護の場合では、親が住んでいる地域独自のサービスを知ることはなかなか難しいかもしれません。インターネットが普及したの

介護のパートナーを見つけよう **鉄則 27**

で、ある程度の情報は入るかもしれませんが、具体的なサービス内容まではわからないことが多いものです。

> **memo** 居宅介護支援事業所とケアマネジャー（介護支援専門員）
>
> ケアマネジャーは、法人格をもつ居宅介護支援事業所に所属しています。居宅介護支援事業所は、医療法人や社会福祉法人、株式会社やNPOなど、法人格であることが条件になっています。
>
> **・事業所の規模だけでは判断できない**
>
> 事業所の規模はさまざまです。1人ケアマネジャーの独立型小規模事業所もあれば、数十人のケアマネジャーが所属している大規模事業所もあります。事業所の良し悪しは、居宅介護支援事業所の規模だけで判断することはできません。小規模の居宅介護支援事業所であっても、経験のあるベテランケアマネジャーが活躍している事業所もあります。
>
> **・併設型のメリットとデメリット**
>
> また、居宅介護支援事業所は、訪問介護や通所介護事業所に併設されている場合も多くあります。併設型では、ケアマネジャーと介護サービスの連携が図りやすいというメリットがある一方で、利用者が多様な事業者から自由にサービスを選択できない可能性もあります。親が住んでいる地域にどのような居宅介護支援事業所があるか、確認しておきましょう。

第**3**章　介護が必要になったら　〜これからの親の暮らしを考える

鉄則28 主治医や看護師と良い関係をつくろう

主治医や看護師と良い関係になっておくことは、これから始まる親の介護では大変重要な要素です。生活を支える医療なしには、在宅での生活を続けることが難しいからです。

医療職への苦手意識は大きい

　医師や看護師の前に行くと、何となく緊張してしまう方が多いのではないでしょうか。「医者にはどのように話しかけたらいいのかわからない」「こんなこと聞いたら失礼かな」「看護師も忙しそうで話しかけにくい」など、経験した方も多いのではないでしょうか。

　でも、これからは、患者や家族が医療職や介護職を育てる時代といえるでしょう。患者や家族の声にきちんと耳を傾けることができる医師や看護師が地域に増えていかないと、安心して在宅療養生活を選ぶことができないからです。そのためには、介護を受ける親や介護者の側も、「意思の伝え方」をトレーニングする必要があるでしょう。

医療職には意思をはっきり伝えよう

　医療を受けるか受けないか、選択する権利は、親自身（親の意思が確認できない場合は代弁者である家族）にあります。医療に依存しすぎることなく、「命の責任は自分にある」という考え方をしっかりもつようにしてください。そして、医師が示した治療方針に疑問があれば納得するまできちんと聞く、看護師が行う処置にも「もっとこうしてほしい」と意見を伝えることも大切です。

　また、してほしくないことは「それは望まない」と、はっきり伝えましょう。望まない医療を受けないためにも、親の意思をきちんと医師や看護師などの医療職に伝える勇気をもちましょう。

主治医や看護師と良い関係をつくろう **鉄則28**

介護も医療も「人」が支えるもの

医療の世界では、「モンスターペーシェント」という言葉があります。患者の権利だけを主張し過剰な医療を要求したり、思い通りに医療者が動かないと感情的に怒鳴ったりする患者や患者家族のことを指します。

医師や看護師も人間ですから、理不尽な要求ばかりしてくる患者や突然怒鳴ったりする家族とは、良好な関係を築きにくいものです。

介護も同様に、「希望する介護サービスはすべて入れてほしい」「親の意見より介護者の意見でケアプランを作成してくれないと困る」など、過剰な要求をする方がいます。いくら親のためだからといっても、何でも要求していいというわけではありません。介護保険や医療保険のような公的サービスでは、できることとできないことがあるからです。

親も介護者も、医療職もケアマネジャーも、お互いにコミュニケーションを図りながら、親の介護にとってより良い方法を一緒に考えていくという姿勢が大切です。

信頼することが大切

ケアマネジャーも医療職や介護職も、親や介護者との信頼関係で成り立っています。お互いの信頼関係が築けなければ、一番迷惑をこうむるのは、介護を受ける親自身です。信頼関係とは、「意見の相違があっても、双方が納得するまできちんと話し合えること」ではないでしょうか。伝えるべき意思はきちんと伝え、お互いに気持ちよく話せる信頼関係を目指しましょう。

第**3**章　介護が必要になったら　〜これからの親の暮らしを考える　•　**93**

>>> MEMO <<<

第**4**章

介護者の暮らしを守る
―介護と仕事と生活―

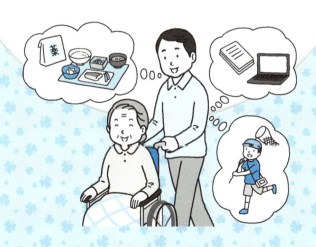

鉄則 29 介護応援団を結成しよう

自分が主介護者になって親の介護を行う場合、介護をサポートしてくれる協力者をたくさんつくることが大切です。介護を1人で抱え込んでしまわないように、介護の応援団をつくりましょう。

■「助けて」と言えるようにする■

　周囲にたくさんの介護応援団がいても、肝心の介護者が「助けて」と言えなければ支えることができません。日本人は、いざ自分のこととなると、「助けて」と言えない人が多いように思います。「介護はお互い様」の気持ちで、「助けて」と言い合える関係をつくることも、介護を続ける大切な要素です。

■「助けて」と言える相手を見つけよう■

　いくら助けが必要でも、誰にでも「助けて」と言えるわけではありません。「助けて」と言える相手を、数人でいいので見つけておきましょう。

　家族や親戚だけでなく、ケアマネジャーや親のかかりつけ医、近所の人や職場の同僚でもいいのです。「この人になら話せる」という相手が1人か2人いるだけでも違います。介護者が「助けて」と言いやすい人、「ちょっと聞いて！」と話しやすい相手を見つけましょう。

■SOSは早めに出そう■

　介護が長期化すると、心にゆとりがなくなってきます。体力的にもきつくなってきますので、SOSは早めに出しましょう。

　介護サービス計画（ケアプラン）は、親の介護を始めるためにつくられますが、介護者が倒れないようにするケアプラン、仕事と介護が両立できるようにするケアプランなど、「介護者を支える視点」の入った

介護応援団を結成しよう 鉄則29

ケアプランも大切です。SOSを出せる場所、出せる相手をケアプランに盛り込むことも必要です。

親の介護が始まる前から介護者を支える「介護応援団づくり」を、意識しておきましょう。

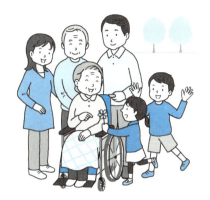

> **介護者の声** voice
>
> **ケアマネジャーとの関係**
>
> 自分たちの状況を何でも話せる関係が望ましいです。介護される親はもちろんのこと、介護者である家族も些細なことでも相談できる関係が必要です。私の場合は、ケアマネジャーさんに辛い気持ちを話すことができたのが、どれだけ支えになったか。いくら感謝の言葉を述べても足りないくらいです。

第4章 介護者の暮らしを守る ～介護と仕事と生活

鉄則 30 親族は、無視しない、ないがしろにしない

親の兄弟姉妹など、離れて暮らす親戚が、親の介護に関わることがあります。親族との上手な付き合い方を考えておきましょう。

親族との関係は難しい

親族にとっても、親は大事な家族の一員です。でも、「手は貸さない、お金は出さない、口だけは出す」という関わり方が、介護者にとっては一番苦しいものです。

親との関係や地域性によっても異なる

親戚との関係は、これまでの親との関係性や、地域性によっても変わります。

たとえば、親と親の兄弟姉妹の絆が強い場合は、介護に関わろうとすることもあるでしょう。しかし、親の兄弟姉妹も高齢になっている場合が多いので、直接的な介護の担い手になることは難しいかもしれません。

また、親戚が住んでいる地域で、「親の介護は長男がするもの」という考えが根付いている場合、「長男夫婦が自分の家で親の介護をするのが当たり前」と言われることもあるでしょう。

親族にどこまで介護に関わってもらうかは、大変悩ましいことかもしれません。でも最初が肝心です。親の介護が始まる前に、「このように介護を考えている、これは親の意向でもある」と、きちんと気持ちを伝えておきましょう。その際、親族の気持ちへの配慮は忘れないようにしてください。

親族は、無視しない、ないがしろにしない **鉄則30**

▌親族に無理はさせない、でも、ないがしろにしない▌

　親より高齢の親族の場合は、無理をさせないようにしましょう。気持ちは受け止め、「できることをできる範囲で」というお願いをしましょう。

　また、電話や手紙、メールなどで「親の心の支えになってほしい」とお願いしてみるのも方法です。親の本音が聞ければ、ケアプランに活かすことも可能です。間接的に関わってもらうことで、親族も介護応援団の一員として加わってもらうことができるかもしれません。

---

voice 介護者の声

親族からのうれしかった言葉

　「自分の父親だから面倒を見るのは当たり前」と思っていましたが、折に触れて父や母のきょうだいが感謝の気持ちを伝えてくれました。

　父の妹からは「兄ちゃんの面倒をホントに良くみてくれてありがとう。十分感謝しているからこれ以上は無理しないでね。何よりも貴女の身体が一番大事なのだから」と。

　母の妹からは「本当だったら姉ちゃんがもっと長生きして面倒を見なくてはならないのにさっさと逝ってしまって。娘の貴女が大変な思いをしなくてはならなくなってごめんね。無理して体壊さないようにね」などといつも労ってくれました。ありがたいのはやっぱり、「想いのこもった言葉」です。

第4章　介護者の暮らしを守る　〜介護と仕事と生活　99

鉄則 31　他人と比べてはいけない

介護のタブーは他の人と比べることです。介護は十人十色。1つとして同じものはありません。

■介護の状況は千差万別■

「親の介護」と一口に言っても、10人10通り、100人100通りです。親の年齢、病気の種類や発症時期、障害の程度、再発の可能性、身体の回復具合や心の状態などによって、要介護認定の結果も異なります。仮に同じ要介護3でも、生活環境や人間関係、介護者の事情などによっても、介護のありかたは変わります。他の人と同じということは決してありません。

■他人の介護と自分の介護を比べない■

親の介護が始まったら、絶対にしてはいけないことがあります。それは「他人の介護と比べること」です。同じような状況で介護をしている人に出会うと、「自分よりもきちんと介護をやっている」「自分の介護はダメだ」「介護を手伝ってくれる人がいて羨ましい」など、つい自分の状況と比べてしまいたくなります。

■自分の介護に活かせるところだけ取り入れる■

介護をしている者同士、家族会などで気持ちを理解し合うことはとても大切です。でも他人と比べても、親の介護が楽になるわけではありません。それよりも、介護で工夫しているところや、自分の親の介護に活用できそうなことは遠慮なく取り入れ、他人の介護はあくまでも1つの例としてとらえるようにしましょう。

他人と比べてはいけない 鉄則31

◾介護と仕事の両立は基本◾

　仕事をもっている場合、「親の介護のために仕事を辞めようか…」、そう考えてしまうことがあるかもしれません。しかし仕事があれば、気持ちがあっても介護に専念できる人と同じような介護はできません。先に述べたように、決して他人と比較をせず、「仕事と介護をどうやって両立させるか」という視点で考えましょう。

　親の介護で仕事を辞めないよう、早めにケアマネジャーに相談しましょう。仕事と介護が両立できるようケアプランを考えてくれるはずです。

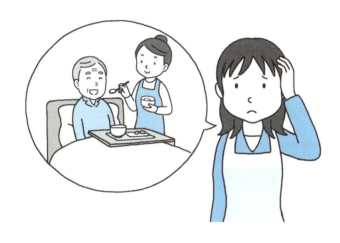

第4章　介護者の暮らしを守る　〜介護と仕事と生活

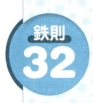

鉄則 32 自分の生活時間を書き出してみる

介護を続けるためには、介護者の生活時間とのマッチングが大切です。無理せず介護を続けるために、まずは、主介護者になる自分の生活時間を整理してみましょう。

▎自分の生活時間を整理する▎

家族がいる場合といない場合、仕事をしている場合としていない場合、介護協力者がいる場合といない場合など、主介護者が置かれている状況と、これから始まる親の介護は常に影響しあうことになります。

たとえば、次のことを確認しつつ1日のスケジュールを書き出してみましょう。

- ☐ 朝は何時に出勤して、何時に帰ることが多いですか？
- ☐ 仕事はパートですか？ フルタイムですか？
- ☐ 残業などで、帰宅時間が不規則ですか？
- ☐ 1日のうち、介護に専念できる時間はどのくらいありますか？
- ☐ 介護に協力してくれる人はいますか？
- ☐ 親の介護以外に、育児や他の身内の介護などはありますか？

自分の生活時間を具体的に見つめ直し、介護にかけられる時間、かけられない時間を整理しておくことで、どこにサポートが必要なのかが見えてきます。

親の生活時間に、介護者の生活時間を重ねてみましょう。心配な時間帯はありますか？ 介護者が自分のために使える時間はありますか？ 介護者の生活時間を守りながら、親のケアプランを考えることも大切なことです（→P.144）。

自分の生活時間を書き出してみる　鉄則32

● 介護者の生活時間の例①（Aさん。正規職員。残業あり）

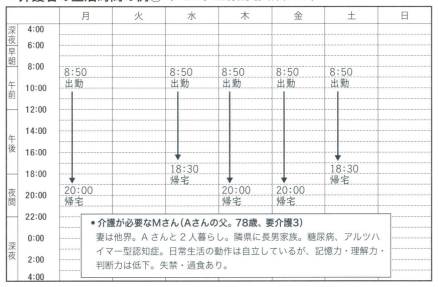

- 介護が必要なMさん（Aさんの父。78歳、要介護3）
  妻は他界。Aさんと2人暮らし。隣県に長男家族。糖尿病、アルツハイマー型認知症。日常生活の動作は自立しているが、記憶力・理解力・判断力は低下。失禁・過食あり。

● 介護者の生活時間の例②（Bさん。パート職員。外回りの仕事で昼頃は比較的自由に時間が使える）

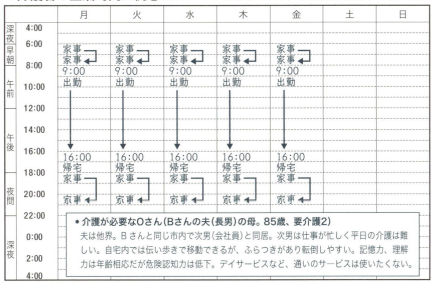

- 介護が必要なOさん（Bさんの夫（長男）の母。85歳、要介護2）
  夫は他界。Bさんと同じ市内で次男（会社員）と同居。次男は仕事が忙しく平日の介護は難しい。自宅内では伝い歩きで移動できるが、ふらつきがあり転倒しやすい。記憶力、理解力は年齢相応だが危険認知力は低下。デイサービスなど、通いのサービスは使いたくない。

第4章　介護者の暮らしを守る　～介護と仕事と生活　103

鉄則 33 介護に専念できる場合は、6割の力で介護する

親の介護に専念できる家族がいてくれることは、他の家族にとっても大変心強いことです。でも、介護に専念する場合に、気をつけなければならないことがあります。

▍専念できても介護は6割▍

親の介護に専念するために、仕事を辞めたり自分の生活時間のすべてを費やそうとする介護者がいます。それでは、介護者の心と身体が燃え尽きてしまいます。

介護に無理は禁物です。介護を長く続けるためには、「良い力の抜き加減」が必要です。介護に専念できる場合は、特に意識して気をつけましょう。

▍心身をリフレッシュする時間が必要▍

では、どのくらいが「6割」のイメージでしょうか？　人によって異なりますが、たとえば週に1回は、親の介護を休む日をつくる、週2回は、夕方の介護を他の家族や介護サービスに頼んで友人と食事に行くなどです。

仕事に置き換えてみればわかりやすいはずです。仕事は週に1～2日は公休日があります。また、週に2日はノー残業デイの会社もあります。自分の心と身体をリフレッシュさせることで、効率的に仕事がはかどり、社内のコミュニケーションも良くなります。介護も同様です。

仕事は転職ができますが、介護に転職はありません。だからこそ、介護者の心と身体をリフレッシュする時間を意識的につくることが大切になるのです。

鉄則 **33**

介護に専念できる場合は、6割の力で介護する

24時間の時間軸と週単位で考える

「介護は6割」は、まず24時間の時間軸で考えるようにしましょう。生活時間は人によって違います。親の生活時間と介護者自身の生活時間を擦り合わせながら、ケアマネジャーと話し合ってケアプランをつくることが大切です。

次に、週単位で確認しましょう。24時間×7日が1週間ですから、親の1週間のスケジュールに、介護者自身のスケジュールを重ねてみましょう。隙間なくびっしりと介護の時間で一杯になっていませんか？

眠る時間は取れていますか？　自分のための時間は取れていますか？　ぜひ、介護者にも優しい介護計画（ケアプラン）を立ててください（→P.144）。

VOICE 介護者の声

うれしかった手助け

「ボロ布があったら欲しい」と伝えてあった友達が、わざわざ布を丁度いい大きさに切りそろえて持って来てくれたり、叔母が「介護で忙しいだろう」からと、つくったおかずやデパートの高級そうなお惣菜を送ってくれたり。役に立っただけでなく、心遣いが身に染みました。

第**4**章　介護者の暮らしを守る　〜介護と仕事と生活　**105**

仕事をしながら介護する場合は、両方の折り合いをつける

鉄則 34

仕事をしながら親の介護が始まる場合は、介護に専念できる場合とは違う工夫が必要になります。

■手を抜くことはできないけれど■

親の介護で仕事の手を抜くことはできない、かといって親の介護も手を抜くことはできない、真面目で責任感が強い人ほど、仕事も介護もがっちりと抱え込んでしまう傾向があります。

身体も心も1つしかありませんし、1日は24時間しかありません。仕事と介護を両立させるためには、両方の折り合いをつけながら介護計画を立てることが必要です。

■介護で仕事を辞めてはいけない■

介護が長く続くと、「そろそろ仕事を辞めて介護に専念するべきではないか」と悩むこともあります。これからの時代は、介護の経験が会社や職場にとって大変有益になります。なぜなら、親の介護は誰にでも起こり得ることだからです。

職場の中に介護経験者がいることは、企業にとって大変ありがたいことです。これから介護が始まる若い社員に、仕事と介護を両立するノウハウを伝えることができます。有益な人材を失わなくてよいことは、企業の利益にもつながります。また、社員教育や職場内のコミュニケーション、協力関係をつくるうえでも大変有効です。企業側も、これからは介護で仕事を辞めない体制づくりを企業戦略の1つとして考えていく必要があるでしょう。

介護の経験が社会貢献になるのです。介護を理由に仕事を辞めないことに、ぜひ自信をもってください。

仕事をしながら介護する場合は、両方の折り合いをつける　鉄則34

会社の介護支援体制を知ろう

　仕事と介護を両立させるためには、介護に専念できる場合よりも、さまざまなサポートが必要になります。まず、自分の会社に独自の介護支援制度や相談先があるか確認しましょう。

　法律で定められた支援制度には介護休暇と介護休業がありますが、企業によっては、独自の介護休暇制度を設けたり、介護相談窓口を設置したりしているところもあります。会社によって異なりますので、確認してみましょう。

　また、会社の介護支援制度は、ケアマネジャーにも伝えておきましょう。介護休業や介護休暇を活用しながら、介護者に配慮したケアプランを考えてくれるはずです。

💠 介護休業と介護休暇

対象者	家族の介護を行う労働者（日々雇用以外）。有期契約の場合も一定の条件を満たすと対象となる
対象となる家族	配偶者（事実婚含む）、父母、子、祖父母、兄弟姉妹、孫、配偶者の父母
介護休暇	・1年度に5日まで（介護、世話をする対象家族が2人以上の場合は10日まで） ・1日単位または半日単位で取得可能 ・給与は法的には定められていない（有休・無給は会社により異なる）
介護休業	・対象家族1人に対して、通算93日まで（3回まで分割可能） ・給与は原則として無給。一定の条件を満たすと、介護休業終了後、雇用保険から介護休業給付金が支給（休業開始時の賃金日額×支給日数×67％相当額）される ・休業中も社会保険料や住民税の支払いは必要

第4章　介護者の暮らしを守る　〜介護と仕事と生活　107

鉄則 35 介護に対する職場の理解を得よう

仕事と介護を両立したいと思っていても、職場が理解を示してくれなければ両立は難しくなります。介護に対する職場の考え方を確認しておくことは大切です。

■いずれは自分の順番が来る■

　誰にでも訪れる親の介護は、働く介護者にとってだけでなく、同じ職場で働く社員にとっても無関係ではいられません。

　介護では、ケアプラン通りにいかないことがたくさん起こります。そのときに、職場内でどれだけサポートし合えるか、仕事と介護の両立をしやすい環境がつくれるか、職場の雰囲気は介護者の気持ちに大きく影響します。

　とはいえ、介護をしていない職員にとっては、「また親の介護で遅刻？」「今日も早退？」ということが続けば、負担感を感じ、優しい気持ちになれないかもしれません。仕事と介護の両方が続けられる、「優しい配慮ができる職場」を目指していきたいものです。

■介護のための「ちょっとした休暇」を取りやすいか■

　たとえば、デイサービスに行く日に親が熱を出せば、デイサービスをお休みしなければなりません。朝9時から夕方の5時までのデイサービスに行く予定だった場合は、「8時間」という時間の調整が必要になります。ケアマネジャーやデイサービスに連絡をすると同時に、親の昼食の用意、安否確認など、その1日の親の介護を誰が、どのようにするかを一気に調整しなければなりません。

　そんなとき、時間休や半休などが取れる職場は大変助かります。介護休暇というと、長い休みをイメージしますが、むしろ日常的な短時間や短期間の休暇が取りやすいかどうかが、介護には重要なのです。

鉄則
35

介護に対する職場の理解を得よう

▌職場に相談できる部署や介護経験者はいるか▐

　介護離職を防止するために、大手企業などでは、独自に「介護相談窓口」を設けている企業もあります。

　自分の会社や職場に、介護のことを気軽に相談できる部署はありますか？　親の介護が始まるときには、必ず職場で相談できる部署を確認しておきましょう。公的な介護休暇のほかに、職場独自の両立支援制度などを設けている場合もあります。

　また、職場内に介護経験者がいる場合は、相談してみるとよいでしょう。介護休暇の取り方や、ケアマネジャーとの相談の仕方など、経験者でなければわからない苦労や工夫などを教えてくれるはずです。

▌介護の話題をオープンにしよう▐

　自分の親が介護を受けることを、できるだけ職場の人に知られたくないという人がいます。「親が認知症になったとは言えない」と言う人もいます。介護が始まったことを隠すことで、いいことは何もありません。むしろ早めに職場に伝え、理解してもらえるようにすることが大切です。

　「これから親の介護で休んだり、仕事を代わってもらうことがあるかもしれないので協力してほしい」というメッセージを職場の仲間に誠実に伝えることが大切です。介護者を守ることにもつながります。

▌職場への配慮と感謝を忘れずに▐

　介護と仕事を両立するためには、たくさんの支えが必要になります。介護休暇や職場の支援制度などを上手に活用することも大切ですが、両立を応援し支えてくれる職場の仲間がいることに、感謝の気持ちを忘れないようにしましょう。親の介護が落ち着いたら、次に親の介護が始まる職員の支えになってあげてください。

第**4**章　介護者の暮らしを守る　〜介護と仕事と生活　**109**

介護者の声 — 私のリフレッシュ法

　父の介護で東京に来ているとき、大好きな体操やフィギュアスケートの観戦など、この機会を逃したら二度と観られないものがあると、滞在日程を延ばして観に行きました。その間は、ヘルパーさんに父の介護をお願いして楽しみました。逆に、いつでもやれることは先延ばしにしてやめました。

　地元にいるときは、できるだけ身体を動かすようにしてストレスを解消しました。新しく趣味のダンス教室が始まったので、月に一度でも通えれば良いと思い習い始めました。そのことを父に話したら、「そんな太ったやつがダンスなんかやってもいいのか？」と言って2人で大笑いしたのも楽しい思い出です。

できること探し ——育児と介護

　仕事と介護の両立だけでなく、「育児と介護の両立」もあります。そこに仕事が加われば、それは忙しい毎日です。

　介護と育児で、一番違うことはなんでしょうか？

　育児は「できることが増えていく」、介護は「できないことが増えていく」ということです。1つずつできることが増えていく育児は、大変だけれど、子供の成長や喜びを分かち合うことができます。みんなが笑顔になります。

　一方介護は、できていたことができなくなっていくことから始まります。足腰が弱くなり歩けなくなったり、飲み込む機能が弱って食べられなくなったり、トイレの失敗が増えたりします。親ができていたことができなくなっていく様子を見るのは、子供や家族にとっては切ないことかもしれません。

　育児と介護の「ダブルケア」の問題は、近年の晩婚化や、女性の出生年齢が遅くなってきていることが大きく影響しています。た

介護に対する職場の理解を得よう **鉄則35**

とえば、40歳で出産すれば、子供が10歳のときに自分は50歳です。自分の親は70代後半になっているでしょう。育児や子育てに一番手がかかる時期に、親の介護が始まる可能性が高くなるのです。そして50歳の自分は職場では中間管理職。一番忙しく、責任ある業務を任される立場になります。

　育児と子育て、職場での立ち場。自分の家庭と仕事を両立させながら、始まった親の介護とも向き合わなければならないのです。「なぜ自分だけがこんなに辛く大変な思いをしなければならないのか……」子供や自分の家族、そして職場では吐き出せない分、親に当たってしまうことがあるかもしれません。

　でも、一番辛く切なさを感じているのは親自身であることを忘れてはいけません。「こんなことになるなんて。子供に迷惑をかけてしまって申し訳ない」と、不本意な介護生活に、一番悔しい思いを抱いているのは親自身かもしれません。だからこそ、「これもできない、あれもできなくなった」と嘆くよりも、「できること探し」を楽しむようにしましょう。育児と介護の両立は想像以上に大変ですが、両方から学ぶことがきっとたくさんあるはずです。親の背中を見る最後の時間になるかもしれません。親の笑顔がたくさん出るように、楽しみながら「介護＝快護」にしていけるといいですね。

第**4**章　介護者の暮らしを守る　～介護と仕事と生活・111

鉄則 36 息抜きとリフレッシュが大切

介護者の身体や心が疲れると、気持ちよく介護ができなくなります。親も家族には甘えてわがままを言うこともあるでしょう。

■心に余裕をもてるようにしよう■

介護者の心に余裕がなくなると、ちょっとした親の言動に腹が立ったり、「なぜ自分だけがこんなに大変な介護をしなければならないのか」と、自暴自棄になったりします。大切な親の介護だからこそ、力が入り過ぎたり、手を抜くことにとまどいも感じます。

介護に必要なのは、介護者の息抜きとリフレッシュです。自分なりの息抜きやリフレッシュの方法を考えておきましょう。

■介護から解放される時間も必要■

親の介護が始まると、親との関係だけでなく、家族や親族、周囲の人達との関係の中で、心身共に疲れ果ててしまうことがあります。

介護者のために良かれと思って言ってくれた周囲の言葉に、傷つき、悔しい思いをすることもあります。介護は、協力者となる周囲との関係を保つことのほうが難しいのかもしれません。

週に1回、月に1回でもいいので、介護から解放され、リフレッシュできる時間を意図的につくりましょう。

■自分だけの楽しみの時間をつくろう■

遠距離介護を続けていたご家族に、「遠距離介護は大変でしょう？」と聞いたことがあります。返ってきた答えは、「新幹線の移動時間だけが、唯一1人になれる時間なんです。ゆっくり本や新聞が読めるんです。だから親の介護をするために上京するのが楽しみなんですよ」でし

息抜きとリフレッシュが大切　鉄則36

た。気持ちの持ち方ひとつで介護が辛いものではなくなるということを教わりました。

　時間がない、余裕がないと思わずに、「自分だけの楽しみの時間」をつくる工夫をしてみましょう。介護をネガティブにとらえず、ポジティブに楽しむ工夫も必要です。

時には思い切って他人に任せる勇気をもとう

　親の介護を他人に任せるのは「不安」と感じる人も多いと思います。兄弟姉妹であっても、自分以外の人に介護を委ねることができない人もいるでしょう。

　でも、親の介護を続けるためにも、1人で抱え込まずに、時には他人に任せる勇気をもつことも必要です。そのときのポイントは、「自分と同じ介護のやり方を求めない」ことです。多少いつもの介護と違うやり方であっても、大目に見る心のゆとりをもちましょう。

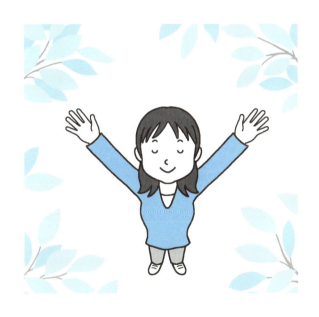

第4章　介護者の暮らしを守る　〜介護と仕事と生活　113

▶▶▶ MEMO ◀◀◀

第5章

介護保険などのサービスで、親の暮らしを支える

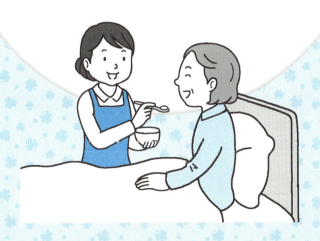

鉄則 37 介護保険制度を利用しよう

介護保険制度は、全国統一の社会保険制度ですが、介護サービスは自治体によって地域特性があることを知っておきましょう。

■介護保険制度の基盤は「市区町村」■

　介護は、親の住所地（親の住民票がある地域）で介護サービスを受けることが基本です。

　どこで暮らすか、どこで介護を受けるかによって、利用できる介護サービスには違いがあります。住み慣れた地域で暮らし続けるためには、地域の特性を理解して、どのようなサービスがあるかを知ることから始めましょう。

■サービスを利用するにはその市区町村に住民票が必要■

　親の住民票は移動しないまま、子供の住所地へ転居する方がいます。その場合、子供の住所地で利用できない介護保険サービスがあります。住宅改修は、親の住民票があるところでしか利用できません。また、市区町村が指定する介護サービス（地域密着型サービス→P.124）の場合は、原則、その市区町村に住民票がなければ利用できません。市区町村独自のサービス（配食サービス、オムツ助成サービスなど）も利用できません。

　親の介護をどこで行うかは、介護者側の事情とも影響しますが、親を呼び寄せて介護を始めることは慎重に考えたほうがよさそうです。また、親を呼び寄せる場合でも、何より、親が納得して転居できるよう配慮することが大切です。

介護保険制度を利用しよう **鉄則 37**

保険者（市区町村）の窓口を確認しよう

　介護保険のサービスを利用するには、要介護・要支援状態（介護や支援が必要な状態）にあるという「要介護認定」を受ける必要があります。要介護認定の申請は市区町村の窓口、地域包括支援センター、病院の医療福祉相談室などで行えます。まずは、市区町村の窓口を尋ねてみましょう。

　市区町村には、介護保険制度や高齢者向けサービスについて相談できる窓口が設置されています。「高齢者支援課」や「介護福祉課」など、担当窓口の名称は市区町村で違いますので、確認しておきましょう。

　介護保険の担当窓口では、要介護認定の申請受け付けや書類作成支援だけでなく、地域包括支援センターやケアマネジャーの事業所一覧の紹介なども行っています。また、介護サービスに対する相談や苦情なども受け付けています。

●介護保険サービス利用の相談窓口
・市区町村の窓口
・地域包括支援センター
・病院の医療福祉相談室
・居宅介護支援事業所

第**5**章　介護保険などのサービスで、親の暮らしを支える　**117**

介護保険サービスの利用条件は年齢で異なる

　介護保険のサービスを利用するには、要介護・要支援の認定が必要ですが、年齢によっても条件があります。

● 65 歳以上の人（第 1 号被保険者）

　要介護となった原因を問わずサービスを利用できます。

● 40 歳〜 64 歳までの医療保険加入者（第 2 号被保険者）

　介護保険で対象となる下記の病気が原因の場合のみ、介護保険のサービスを利用できます。

　①末期がん、②筋萎縮性側索硬化症、③後縦靭帯骨化症、④骨折を伴う骨粗鬆症、⑤多系統萎縮症、⑥初老期における認知症、⑦脊髄小脳変性症、⑧脊柱管狭窄症、⑨早老症、⑩糖尿病性神経障害、糖尿病性腎症および糖尿病性網膜症、⑪脳血管疾患（外傷性を除く）、⑫進行性核上性麻痺、大脳皮質基底核変性症およびパーキンソン病、⑬閉塞性動脈硬化症、⑭関節リウマチ、⑮慢性閉塞性肺疾患、⑯両側の膝関節または股関節に著しい変形を伴う変形性関節症

> **memo　同じ東京都でも都市部と離島ではサービスが異なる!?**
>
> 　たとえば、北海道と東京都と九州では、住んでいる人口も違うし、気候も違います。また、東京都の場合では、23区内の都市部と、市部、山間部、離島では、地域の状況がまったく異なります。同じ介護保険制度でも、同じように利用できるわけではありません。
> 　離島のケアマネジャーに聞いた話では、島には、訪問看護や訪問入浴のサービスはなく、デイサービスは隣の島に船で行くそうです。海が荒れればデイサービスはお休み。同じ東京都ですが、都市部と離島ではかなりサービスの内容が異なります。

介護保険制度を利用しよう **鉄則37**

市区町村には情報がいっぱいある。地域独自の情報を得よう

市区町村には、介護保険サービスだけでなくさまざまな地域独自のサービスがあります。

たとえば、オムツの支給サービスでも、オムツを支給される現物給付の地域や、上限5000円までというように現金で支給される地域があります。市区町村独自のサービスは、介護保険のサービスと合わせて、しっかり確認しておきましょう。

●**市区町村独自サービスの例**
・配食サービス
・オムツ支給サービス
・見守り安否確認サービス
・家具転倒防止器具貸与サービス
・緊急通報・火災安全システム設置
・理・美容券の交付
・寝具乾燥サービス
・徘徊高齢者等位置探索サービス など

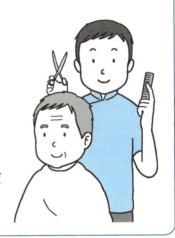

第**5**章 介護保険などのサービスで、親の暮らしを支える

要介護認定の申請をしよう

親の介護が始まるまでには、さまざまな手続きや準備が必要になります。その1つが要介護認定申請です。

要介護認定の申請は早めにしよう

　介護保険サービスを利用するためには、要介護認定を受ける必要があります。要介護認定は「申請主義」なので、申請しなければ手続きはスタートしません。

　入院中に要介護認定申請を行った場合、認定結果が出るまでには約1か月程度かかります。親が入院中の場合は、認定結果が出る前に退院しなければならないこともあります。退院準備を進めるためには、早めに主治医や医療ソーシャルワーカー(MSW)に相談し、要介護認定の申請をしておくことをお勧めします。

要介護認定の申請は市区町村に

　要介護・要支援認定の申請は、市区町村の介護保険窓口で受け付けます。地域包括支援センターや、居宅介護支援事業者(ケアマネジャー)などに代行してもらうこともできます。

　要介護認定申請書は、市区町村の介護保険課や高齢者支援窓口、地域包括支援センターなどで入手できます。市区町村のホームページからダウンロードすることもできますので、確認してください。

要介護認定の申請をしよう 鉄則38

- 介護保険サービス利用までの流れ（要介護認定の場合）

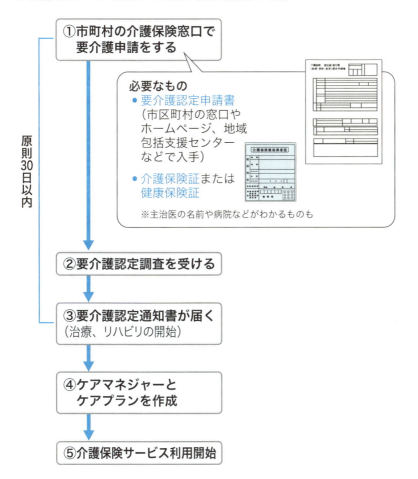

第5章 介護保険などのサービスで、親の暮らしを支える 121

●申請書に記入して、申請

介護保険（要介護・要支援）認定申請書には、親の氏名、性別、生年月日、住所などのほか、現在入院中であれば、病院名や主治医名、特記すべき事項（病状や、障害の状態、余命など）を記載します。

申請には申請書のほかに、介護保険被保険者証（第2号被保険者は健康保険の保険証）、主治医の連絡先（氏名、医療機関名、所在地、電話番号など）がわかるものが必要です。

認定調査と結果通知

申請が終わると、認定調査員が自宅を訪問し、本人の心身状況や日常の生活状態、住まいの環境などを細かく確認します。調査員の指示で、実際に体を動かして確認する項目もあります。

認定調査の際は、今の状況について正直に誠実に答えましょう。実際にはできないのに「できる」と頑張りすぎる必要はありません。逆に、できるのに「できないふり」をすることはいけません。生活の困りごとを伝えながら、正しく認定調査を受けるよう心がけてください。

要介護認定の結果は、7段階で通知されます。結果が出たら、地域包括支援センターや居宅介護支援事業者に相談しましょう。

非該当と認定された場合

また、非該当と認定された場合は、介護保険サービスを利用できません。地域独自のサービスや、「新総合事業」といわれる介護予防サービス、自費サービスなどを利用します。サービスの種類や内容は、市区町村によって違いがありますので、利用できるサービスにはどのようなものがあるか、確認しておきましょう（→P.125）。

要介護認定の申請をしよう

鉄則 38

◆ 要介護認定と介護度の大まかな目安

要介護度		状態の目安
要支援 1		身の回りのことや日常生活は基本的に自分でできるが、要介護状態を予防するために一部支援が必要
要支援 2		立ち上がりや歩行が不安定で、要介護状態を軽減し、悪化を防止するために日常生活の一部に支援が必要
要介護 1		立ち上がりや歩行が不安定で、排せつ、入浴などに一部、介助が必要。ひとりで外出するのが難しい
要介護 2		立ち上がりや歩行などが自力では困難なことが多く、起き上がりが困難なことも。排せつや入浴などに介助が必要
要介護 3		起き上がりや寝返りが自分でできないことも多く、日常生活全般に介護が必要。特養への入所が可能
要介護 4		寝たきりではないが、自分でできないことがさらに増え、介護なしに日常生活を送るのが難しい状態
要介護 5		ほぼ終日、ベッドで寝たり起きたりの状態。日常生活全般にわたり、全面的に介護が必要

※ これらの状態は1つのめやすで、必ずしもすべての人に当てはまるわけではありません。

第 **5** 章 介護保険などのサービスで、親の暮らしを支える ● 123

鉄則 39 要介護度と利用できる介護保険サービスを知っておく

介護保険サービスにはさまざまな種類がありますが、要介護認定の結果と利用できるサービスには関係があります。

▌要支援認定と要介護認定▌

　認定結果は、大きく2種類に分かれます。「要支援認定」と「要介護認定」です。要支援認定を受けた場合は、施設サービスを利用することができません。ここが大きな違いです。

　要介護認定を受けた場合は、施設サービスを利用できますが、平成27年度の制度改正により、介護老人福祉施設（特別養護老人ホーム）の利用には、「原則要介護3以上」という条件がつきました。より介護の必要度が高い方を優先的に受け入れる方向になっています。

▌介護保険サービスの種類▌

　要介護認定を受けると、どこで介護サービスを受けるかを決めていきます。介護サービスには、自宅で暮らしながら受ける居宅サービス、介護保険施設で受ける施設サービスがあります。

　また、住み慣れた地域で暮らしを続けていけるよう、その地域の特性に応じて提供される地域密着型サービスもあります。地域密着型サービスは原則として、その市区町村の住民だけが利用できます。

▌介護予防サービス▌

　要支援認定を受けた場合は、介護予防サービスを受けることができます。要支援認定とは、要介護までは必要ないけれど、いずれ要介護になる可能性が高い状態にあるという判断結果です。要介護にならないように、予防するサービスを利用しましょう。

要介護度と利用できる介護保険サービスを知っておく 鉄則 **39**

● 介護保険サービスの種類

居宅サービス	介護予防サービス	自宅で暮らしながらサービスを受ける
施設サービス		介護保険施設で暮らしてサービスを受ける
地域密着型サービス	介護予防サービス	地域で暮らしながらサービスを受ける

---

memo 非該当の場合に利用できるサービス

　非該当の場合、介護保険のサービスは利用できませんが、介護予防運動プログラムなどの一般介護予防事業が利用できます。自治会のサークル活動や町内会のサロンへなどへも積極的に参加しましょう。地域独自のサービスを利用することで社会的孤立を予防する意識も大切です。

　非該当になったからと安心してはいけません。老いは止めることができませんから、いつ要介護状態になるとも限りません。自分らしく健康的に老いるために、常に予防の意識をもって生活しましょう。

第**5**章　介護保険などのサービスで、親の暮らしを支える　**125**

要介護度と利用できるサービス

要介護 1〜5 ➡️ **介護サービス**　ケアプランは ケアマネジャーが作成

●居宅サービス
（在宅で利用するサービス）

[自宅に訪問してもらう]
訪問介護（ホームヘルプ）
訪問入浴介護
訪問看護
訪問リハビリテーション
居宅療養管理指導

[自宅から通う]
通所介護（デイサービス）
通所リハビリテーション（デイケア）

[短期間施設に泊まる]
短期入所生活介護（ショートステイ）
短期入所療養介護（医療型ショートステイ）

[環境を整える]
福祉用具貸与
特定福祉用具販売
住宅改修

[有料老人ホームなどで受けるサービス]
特定施設入居者生活介護

●地域密着型サービス
（住み慣れた地域で暮らす）

[自宅に訪問してもらう]
定期巡回・随時対応型訪問介護看護
夜間対応型訪問介護

[自宅から通う]
認知症対応型通所介護
地域密着型通所介護

[グループホーム]
認知症対応型共同生活介護

[訪問・通い・泊まり]
小規模多機能型居宅介護
看護小規模多機能型居宅介護

[小規模な有料老人ホーム※1 などで
　受けるサービス]
地域密着型特定施設入居者生活介護
地域密着型介護老人福祉施設
　　　　　　　　　入所者生活介護

※1 定員29人以下

●施設サービス
（介護保険施設に入所）

介護老人福祉施設（特別養護老人ホーム、特養）
介護老人保健施設（老健）
介護療養型医療施設（平成34年度末に廃止）
介護医療院

※2 基本チェックリストとは、25項目からなる生活状況や心身の状態をチェックする
　　リストで、介護申請の際に、状況に応じて実施されます。

要介護度と利用できる介護保険サービスを知っておく **鉄則 39**

要支援 1・2 → **介護予防サービス** ケアプランは地域包括支援センターが作成

[自宅に訪問してもらう]
介護予防訪問入浴介護
介護予防訪問看護
介護予防訪問リハビリテーション
介護予防居宅療養管理指導

[自宅から通う]
介護予防通所リハビリテーション

[短期間施設に泊まる]
介護予防短期入所生活介護
介護予防短期入所療養介護

[環境を整える]
介護予防福祉用具貸与
介護予防福祉用具購入
介護予防住宅改修

[老人ホームなどでうける訪問サービス]
介護予防特定施設入居者生活介護

[地域に密着したサービス]
介護予防小規模多機能型居宅介護
介護予防認知症対応型通所介護
介護予防認知症対応型共同生活介護

総合事業

基本チェックリスト[※2]で生活機能の低下があると判断された人 →

[介護予防・生活支援サービス事業]
訪問型サービス
通所型サービス
生活支援サービス
　市区町村ごとにサービス
　内容・開始時期等は異なる

非該当（自立した生活が送れると判断された人） →

[一般介護予防事業]
（すべての高齢者が利用可能）
介護予防教室
健康体操教室　など

第5章　介護保険などのサービスで、親の暮らしを支える • 127

鉄則 40 介護保険のサービス利用にかかる費用を知っておく

介護保険のサービスを利用したら、利用者は所得に応じた自己負担分を支払います。要介護認定の区分によって利用できるサービス費用の上限額も決まっています。

▎サービスを利用したら所得に応じて支払いがある▎

介護保険制度では、利用したサービスの1割または2割[※1]を利用者が支払うことになっています（残りは保険でまかなわれます）。自己負担の割合は所得によって異なります。要介護認定を受けると送付される介護保険負担割合証に自己負担の割合が書いてあります。

※1 2018年8月より現役並み所得者（年金収入が単身で年340万以上、夫婦で520万以上）は3割負担となる予定です。

⬇ 所得に応じた介護サービス費の自己負担割合

収　入	利用者負担割合
合計所得[※2]が年160万未満 （年金収入だけの場合年280万未満）	1割負担
合計所得が年160万以上 （年金収入が単身で年280万以上、夫婦で346万以上）	2割負担

※2 合計所得額は、収入から各種控除額を引いた後の金額です。

福祉用具の購入や住宅改修を行う場合、利用者はいったん全額を支払いますが、申請すれば保険給付分（9割または8割）が戻ってきます（償還払い）。事前に申請すれば自己負担分の支払いだけで済む場合もありますので、市区町村に確認してみましょう。

介護保険のサービス利用にかかる費用を知っておく **鉄則 40**

■介護度により利用可能なサービス金額 （区分支給限度基準額）が違う■

　要介護認定は要支援1から要介護5まで、全部で7段階に分かれています。どの認定区分に該当するかによって、介護保険のサービスを利用できる範囲が決められています。これを「区分支給限度基準額」といいます。

⬇ 要介護認定区分と区分支給限度基準額

要介護度	居宅サービスの区分支給限度基準額
要支援1	50,030円（月5,030円）
要支援2	104,730円（月10,473円）
要介護1	166,920円（月16,692円）
要介護2	196,160円（月19,616円）
要介護3	269,310円（月26,931円）
要介護4	308,060円（月30,806円）
要介護5	360,650円（月36,065円）

住宅改修費	20万円(2万円)
福祉用具購入費	年10万円(1万円)

※ （）内は1割負担の場合の利用者負担額。1単位を10円で計算。
居宅療養管理指導、特定室入居者生活介護など、区分支給限度基準額が適用されないサービスもあります。施設サービスには、区分支給限度基準額の設定がありません。

　なお、住宅改修費や福祉用具購入費は別枠になっています。

第**5**章　介護保険などのサービスで、親の暮らしを支える　129

介護保険が適用になる範囲には上限がある

　要介護認定の区分支給限度基準額を超えてサービスを利用すると、超えた部分については、全額自己負担になっています。

　介護保険制度では、限られた保険財源の中で、できるだけ多くの方にサービスを利用してもらうために、区分支給限度基準額を設けています。ただし、あくまでも介護保険が適応になる「上限」を示しているものと理解しましょう。区分支給限度基準額を超えてサービスを利用してはいけないということではありません。

●区分支給限度基準額を超えてサービスを利用した場合

　まず、介護保険が適応になる範囲を超えたサービス利用分は、全額自己負担（10割全額自己負担）になると覚えておきましょう。利用したサービスの総額がいくらになるか、確認しておくことが必要です。

　考え方は次のようになります。たとえば、要介護2で1割自己負担の利用者が1か月に保険適応となる上限額は、196,160円です（前頁参照）。上限額の範囲内でサービスを利用すると、自己負担1割の場合は、19,616円の範囲に収まります。しかし、上限額を越えてサービスを利用すると、越えた分は10割自己負担です。たとえば、上限を超えたところで、15,000円の特殊寝台を借りる場合は、自己負担割合は10割になるので、1割の1,500円ではなく、全額の15,000円を支払うことになります。くわしくは、ケアマネジャーや地域包括支援センター、市区町村の窓口に確認してください。

介護保険のサービス利用にかかる費用を知っておく **鉄則 40**

⟳ 要介護 2 で自己負担 1 割の人が区分支給限度基準額を超えたサービスを使った場合

介護保険適用分 （支給限度基準額 196,160円）		支給限度額を超えた分 （15,000円）
9割 (176,544円)	**1割** (19,616円)	+ **全額** (15,000円)

介護保険から給付される　　　　　利用者の自己負担
　　　　　　　　　　　　　　19,616円＋ 15,000円＝34,616円

---

memo◀ 自分でできることは自分で

　家族としては、大切な親の介護ですから、介護に必要な各サービスは最大限受けられるようにしたいと思う方が多いかもしれません。しかし、すべてを充たす社会保障制度はありません。社会保障のサービスは、暮らしを営むための「最低限の保障」であるといえます。また、親が受けたいサービスが地域に整っていない場合もあります。何を大事にしながら生活を組み立てるか、親と話し合っておくことが大切です。制度は年々変わっていきますから、制度に頼り過ぎず、「自分でできることはやる」という意識をもてるようにしておきましょう。

介護者の声

サービス事業者との付き合い方

　介護されている親は、遠慮もあってなかなか事業者に要望を伝えることができません。家族など周りの人が、親にどんな状況かをたずねたり、ときどき立ち会って様子をみたりして、具体的にどんな不満があるか把握しました。

　要望はヘルパーさんなどに直接言うと角が立つので、できるだけケアマネジャーを通じて伝えてもらうほうがよいと思います。

第5章　介護保険などのサービスで、親の暮らしを支える ● **131**

介護保険に含まれない費用もある

また、利用するサービスによっては介護保険ではまかなわれない費用も発生します。

●サービスの利用にかかる費用（自己負担 1 割の場合）

↓ 訪問介護・訪問看護など訪問を受けて利用するサービス

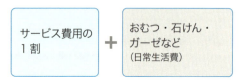

↓ 通所介護・通所リハビリテーションなど通って利用するサービス

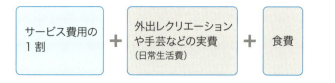

↓ ショートステイ、グループホーム※、特別養護老人ホームなど、施設でのサービス

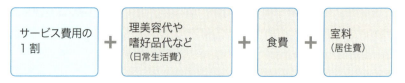

※ グループホームでは、このほかに入所一時金がかかる場合もあります。

> **memo　介護保険料を滞納すると**
> 　特別な理由もなく介護保険料を滞納すると、滞納期間により、いったん自分で介護サービス費を全額払わなければならなくなったり、負担割合が3割になったりします。

鉄則41 介護保険のサービスを利用して、親の日常生活を支える

介護保険サービスには、居宅で受けるサービスと施設で受けるサービス、市町村が独自に指定する地域密着型サービスがあります。以下に簡単に紹介をしておきますので、参考にしてください。

▌介護保険のサービス ※は介護予防サービスのあるもの

　介護保険のサービスは、全国で同等のサービスを受けることができますが、地域によっては、受け入れ体制が整っていない介護サービスもあります。介護や看護の担い手が不足していることも要因の1つですが、山間部や離島などでは、サービスそのものがないという地域もあります。親がどのようなサービスを利用できる地域に住んでいるか、確認をしておきましょう。

●居宅サービス　自宅で暮らす人が対象のサービス

[訪問サービス]　自宅で受けられるサービス	
ホームヘルプ（訪問介護）	ヘルパーが訪問し本人のための掃除・買い物・調理・洗濯等の家事支援や、排泄・入浴・排せつ・食事などの身体介護を行う
訪問入浴介護※	自宅浴室での入浴が困難になった方に、介護士と看護師が移動入浴車などで訪問し、浴槽も提供し入浴介助を行う
訪問看護※	医師の指示を受け看護師が訪問し、医療的処置や病状観察、療養上の身体ケア、相談支援を行う

第5章　介護保険などのサービスで、親の暮らしを支える　133

訪問リハビリ テーション※	医師の指示を受けリハビリ専門職（理学療法士・作業療法士・言語聴覚士）が訪問し、心身機能の維持・向上のためのリハビリを行う
居宅療養管理指導※	通院が困難な方に対して医師、歯科医師、薬剤師、管理栄養士、歯科衛生士等が訪問し、療養に必要な管理・指導を行う

[通所サービス]　施設などに通って受けるサービス

デイサービス （通所介護）	日帰りで施設に通い、食事、入浴、排せつなど生活上の介護や機能訓練を提供
デイケア （通所リハビリ テーション）※	介護老人保健施設や病院・診療所に日帰りで通い、食事、入浴、排せつなどの生活上の介護とリハビリを提供

[短期入所サービス]　短期間宿泊して受けるサービス

ショートステイ （短期入所生活介護護）※	介護老人福祉施設（特養）等の施設に短期間入所して、食事、入浴、排せつなどの生活上の介護を提供
医療型ショート ステイ （短期入所療養介護）※	介護老人保健施設等の施設に短期間入所して、医療やリハビリと生活上の介護を提供

介護保険のサービスを利用して、親の日常生活を支える

[環境を整えるサービス、その他]	
住宅改修※	生活環境を整えるための小規模な住宅改修（手すりの取り付けや段差解消など）を行った場合、20万円を上限に利用者負担分を除いた金額を支給。事前申請が必要
福祉用具貸与※	生活上の自立支援や介護者の負担軽減を目的に、特殊寝台や車いすなど13種類の福祉用具を貸し出す（月額）。
特定福祉用具販売※	生活上の自立支援や介護者の負担軽減を目的に、直接肌に触れる簡易トイレや入浴用いす等の福祉用具を購入した場合、年間10万円を上限に利用者負担分を除いた金額を支給。指定を受けた事業所から購入する必要あり
特定施設入居者生活介護※	自宅ではなく保険指定を受けた有料ホームなどで介護計画に基づき、食事、入浴、排せつなどの生活上の介護を提供。サービス利用費のほかに居住費や食費が必要

● 地域密着型サービス　その地域に住む人が対象のサービス

認知症対応型通所介護※	認知症高齢者の利用者に対して、日帰りで施設に通い、食事、入浴、排せつなど生活上の介護や機能訓練を提供する
認知症対応型共同生活介護（グループホーム）※	認知症高齢者が少人数で共同生活をする場所で、専門スタッフによる食事、入浴、排せつなど生活上の介護を提供
小規模多機能型居宅介護※	自宅での生活を軸に小規模な施設で、通いを中心に泊まり、介護士訪問を柔軟に組み合わせた生活上の介護を提供
看護小規模多機能型居宅介護	自宅での生活を軸に小規模な施設で、通いを中心に、泊まり、介護士訪問、看護師訪問を柔軟に組み合わせた生活上の介護と医療を提供

地域密着型通所介護	18人以下を受け入れる小規模な施設で、通い、食事、入浴、排せつなど生活上の介護と機能訓練を提供。平成28年4月より通所介護から移行
定期巡回・随時対応型訪問介護看護	日中、夜間24時間を介護職員、看護職員で一体的に連携し定期的に自宅へ訪問し生活上の介護や看護を行う。随時訪問も行う
夜間対応型訪問介護	夜間帯（18時～8時）に定期的な訪問と要請に応じた随時訪問で、排せつや生活上の緊急時への介護を行う
地域密着型特定施設入居者生活介護	定員29人以下の有料老人ホームなどで、介護計画に基づき、食事、入浴、排せつなどの生活上の介護を提供。サービス利用費のほかに居住費や食費が必要
地域密着型介護老人福祉施設入所者生活介護	定員29人以下の介護老人福祉施設で、食事、入浴、排せつなどの生活上の介護や健康管理を提供

　地域密着型サービスは、自宅を拠点に通い、訪問、泊まりを上手に活用して暮らすためのサービスとして、必要性が高まっています。

●施設サービス　介護保険施設で暮らす人が対象のサービス

介護老人福祉施設（特別養護老人ホーム、特養）	原則、要介護3以上で常に介護を必要とする人が入所する施設。食事、入浴、排せつなどの生活上の介護や健康管理などを提供
介護老人保健施設（老健）	病状が安定している人がリハビリに重点をおき一定期間入所する施設。食事、入浴、排せつなど生活上の介護や医学的管理、看護を提供
介護療養型医療施設	病状は安定しているが長期的に療養が必要な方が入所する医療施設。生活上の介護だけでなく医療・看護も提供

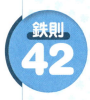

鉄則42 生活環境を整えよう

親の介護を自宅で始める場合、まずは介護を受けられる環境を整備することが必要になります。その際に介護保険の住宅改修や福祉用具などのサービスが利用できます（→ P.135）。

住まいを整える

寝起きする部屋、部屋からトイレまでの距離、家具の配置、食事の場所、浴室など、日常生活を営むために必要な環境を、親の介護の状態に合わせて整える必要があります。

● **脳梗塞による左半身麻痺の場合**

たとえば、脳梗塞で左半身麻痺の状態になり、特殊寝台（ベッド）を貸りることになったとします。ベッドはどの向きで設置すればよいでしょうか？

ベッドから車いすに乗り移るなどの移乗動作は、健側（左麻痺の場合は右側）から行うことが基本です。左麻痺の場合は、ベッドの右側から起き上がり動作ができるように、ベッドの右側の空間を空けておく必要があります。

ベッドや車いすは、ただ設置すればいいというものではなく、親の病状や障害の状況によって、空間の工夫が必要になります。

家屋評価で退院後の環境を整備

介護が初めての場合は、どうすればいいのかわからない人も多いはずです。そこは専門家の力を借りて、住まいの環境を整えましょう。

たとえば、親が回復期リハビリテーション病院などに入院している場合は、必要に応じて「退院前の家屋評価」をしてくれます。病院のリハビリスタッフや医療ソーシャルワーカー（MSW）が自宅に出向き、退

院後の自宅内での本人の動きを確認しながら、家族やケアマネジャー、在宅チームと一緒に環境整備をします。これは、親や家族にとって大変心強く安心できることになるはずです。

　なぜなら、病院のリハビリ室や病棟ではできたことが、自宅に戻るとできない場合があるからです。逆に、病院では意欲が出なかった方が、自宅では、気持ちが前向きになって思っていた以上に動けたりします。

　病院でできた動作は、自宅の中でできなければ暮らしに支障をきたします。親だけでなく家族も辛い気持ちになり、安心して退院ができません。家具の配置1つで、動きやすくも動きにくくもなるので、ぜひ専門家の助言を受けながら住まいの準備をしていきましょう。

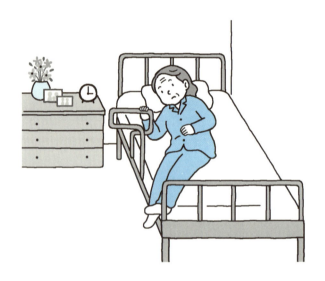

鉄則43 ケアプランは、ケアマネジャーとよく話し合ってつくる

要介護認定を受けて介護保険サービスを利用する場合、居宅介護支援事業者にケアプランの作成を依頼します。ケアマネジャーの役割の1つがケアプランの作成です。

■ケアマネジャーの役割はケアプランづくりのお手伝い■

ケアマネジャーの役割は、病気や障害で介護が必要な状態でも、最期まで望む暮らしが実現できるようにさまざまな支援や調整をすることです。その1つが、介護サービス計画（ケアプラン）の作成です。

ケアプランをつくるのは、ケアマネジャーの仕事と思っている方が多いのですが、本来ケアプランをつくるのは、「本人と家族（親と介護者）」です。ですから正確には、ケアマネジャーの役割は、ケアプランをつくる「お手伝いをすること」と言えます。

■ケアマネジャーは十人十色■

ときどき、「良いケアマネジャーがいる事業所を紹介してほしい」という相談がありますが、「良いケアマネジャー」の判断基準は、人それぞれ異なります。ケアマネジャーも十人十色、最初から良い出会いを求めるのは難しいといえます。ケアマネジャーと良好な関係を築けるかどうかは、お互いの努力が必要になるのです。

出会う前に良いか悪いかを判断せず、しばらくはお互いにきちんと付き合ってみることをお勧めします。そのうえで、ケアマネジャーを交代したい場合は、我慢せずにきちんと意思を伝えましょう。

■良いケアマネジャーとはどんな人？■

また、「良いケアマネジャーはどのように選べばいいですか？」という質問を受けることもあります。何をもって「良いケアマネジャー」と

第5章 介護保険などのサービスで、親の暮らしを支える　139

いうかも、人それぞれです。

じっくり話を聞いて一緒に考えてくれるケアマネジャーが良い人もいます。てきぱきとすみやかにケアプランを立ててくれるケアマネジャーが良い人もいます。筆者が考える良いケアマネジャーの要素は、次の8つです。

●良いケアマネジャーの要素
①親と介護者の暮らしを一番大切に考えている
②親や介護者のペースでていねいに話を聞く
③親や介護者の意見を大切にしている
④親や介護者がわかるように説明ができる
⑤ケアマネジャーの意見や介護サービスを押し付けない
⑥適切なアドバイスができる
⑦スピード感をもってチームづくりができる
⑧何が起きても動じない覚悟をもっている

特に⑦と⑧は、これからのケアマネジャーに必要な要素です。

病院に長くは入院していられない時代になり、自宅で最期を迎える人も増えています。医療的なケアが必要な状態で退院する人が増える中で、常に介護者や家族が側で見守ることができない状況も増えています。それでも「自宅で最期まで暮らしたい」という親や家族の希望を叶えるためには、それなりの覚悟が必要です。家族がいないときに、親が亡くなることもあるからです。

ケアマネジャーやヘルパーが、第一発見者になる場合も少なくありません。ケアマネジャーには、常に起こり得るリスクを予測しながら、スピード感をもったチームづくりが求められます。そして、何が起こってもうろたえない覚悟をもったケアマネジャーが求められています。

鉄則 43 ケアプランは、ケアマネジャーとよく話し合ってつくる

最初の段階でたくさん話をしよう

パートナーとなるケアマネジャーとは、本音で語り合える関係になれることが望ましいですが、最初からうまくはいきません。相性もあります。まずは、話しやすいかどうかを見極めましょう。

そのためには、ケアマネジャーとたくさん話す機会をもつことです。親だけでなく、介護者の気持ちを汲み取ってくれるケアマネジャーかどうかは、これから末永くお付き合いをしていくうえで大切な要素です。

特に仕事と介護を両立する場合には、介護者が置かれている状況にも配慮したケアプランづくりをしてほしいところです。ケアマネジャーの人柄だけでなく、求められた内容を的確にとらえ、適切なアドバイスをくれるかどうかも見極めていきましょう。

事業所に希望を伝えよう

どんなケアマネジャーに出会うかで、親の介護生活が変わるともいわれています。

今の介護保険制度では、ケアマネジャー個人を指名して依頼することはできません。担当ケアマネジャーは、所属する事業所との契約によって決まり、どのような経験※の人が担当になるかわかりません。

※ ケアマネジャーには、医療・介護の5年以上の実務経験と看護師、社会福祉士、介護福祉士、栄養士などの基礎資格が必要です。仕事場によっても経験値は変わります。

第5章 介護保険などのサービスで、親の暮らしを支える 141

ケアプランは、一緒につくるもの

　ケアマネジャーは、親の身体や心の状態を把握し、どのような暮らしを望んでいるかを聴き取ります。望む生活に近づくためには何を解決しなければならないか判断し、必要な介護サービスや医療サービスをケアプランに組み込んでいきます。

　また、ケアマネジャーは、医師や看護師、理学療法士などの専門家から、より専門的な助言を受けたうえで、ケアプランを完成させます。専門職の意見を踏まえることで、ケアプランがより精度の高いものに仕上がっていきます。

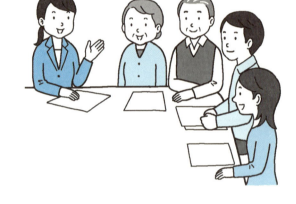

●介護者にも優しいケアプランを

　介護者が無理なく介護できるように、介護者の生活時間に配慮したケアプランをつくっていくことも大切です。P.103で示した介護者AさんとBさんの例で、生活時間とサービス予定（ケアプラン）をつくってみました（P.144～147）。

　親のケアプランをつくるときには、介護者の生活時間を踏まえたサービスの予定を考えましょう。息抜きや他の介護者のサポートも書き込んでいくと、介護の全体像が見えてきます。介護者にも優しいケアプランをつくることは介護を長く続ける秘訣です。

ケアプランは、ケアマネジャーとよく話し合ってつくる 鉄則 **43**

ケアプランのNGパターン

　ケアプランは、親や介護者の意欲や意向が反映されたものでなければなりません。親が「自分のケアプラン」と認識できなければ、望む暮らしを目指していく意欲にはつながらないからです。

　NGケアプランのパターンは次の3つです。

①**御用聞きケアプラン**
　親や介護者が希望するサービスを盛り込んだだけのケアプラン

②**お任せケアプラン**
　親や介護者がケアプラン作成に参加せず、すべてケアマネジャーにお任せのケアプラン

③**問題解決型ケアプラン**
　親の意欲を大事にせず、困っていることだけを解決するケアプラン

memo **ケアマネジャーは、何でも屋ではありません**
　「ケアマネジャーにすべてお任せ」という意識をもっている方は、早々にその考えはやめましょう。ケアマネジャーは何でも相談できる介護のパートナーですが、「何でも屋」ではありません。親の介護に責任をもつのは、親自身であり、家族です。どんな介護を受けたいか、どんな介護をしたいか、家族間で話し合うことが大切です。

第**5**章　介護保険などのサービスで、親の暮らしを支える　143

● Aさんの生活時間と父（Mさん）のサービス予定（ケアプラン）

		月	火	水	木
深夜	4:00				
	6:00				
早朝					
	8:00				
午前	10:00	8:50 8:40 出勤 お迎え		8:50 8:40 出勤 お迎え	8:50 8 出勤 お
	12:00				
午後	14:00	デイサービス （延長利用）		デイサービス	デイサー （延長利
	16:00				
	18:00			18:00 送り	
夜間	20:00	19:30 送り 20:00 帰宅		18:30 帰宅	19 20:00 帰宅
	22:00				
深夜	0:00				
	2:00				
	4:00				

不定期、または週単位 以外のサービス	月1回7泊8日（火曜日入所・火曜日退

ケアプランは、ケアマネジャーとよく話し合ってつくる　鉄則43

金	土		日	Mさんの主な日常生活上の活動
				起床・排泄ケア
				朝食・服薬
8:40 お迎え	8:50 出勤	8:40 お迎え		
				昼食・服薬
…サービス （…利用）	デイサービス			
		18:00 送り		
	18:30			夕食・服薬
19:30 送り	帰宅			
				就寝・排泄ケア

Aさんの息抜き
月1回のショートステイ中（火曜日から火曜日）
と長男帰省時に、友人と外出や仕事帰りの食事
などで息抜き。

ョートステイ

第5章　介護保険などのサービスで、親の暮らしを支える　145

● Bさんの生活時間と夫の母（Oさん）のサービス予定（ケアプラン）

		月	火	水	木
深夜	4:00				
	6:00	家事 ⌐	家事 ⌐	家事 ⌐	家事
早朝		家事 ⌐	家事 ⌐	家事 ⌐	家事
	8:00	9:00	9:00	9:00	9:00
午前	10:00	出勤	出勤	出勤	出勤
	12:00	Bさんが Oさん宅訪問		Bさんが Oさん宅訪問	Bさんが Oさん宅
			訪問介護 （入浴・昼食）		
午後	14:00				
	16:00	16:00	16:00	16:00	16:00
	18:00	帰宅	帰宅	帰宅	帰宅
夜間		家事 配食弁当	家事 配食弁当	家事 配食弁当	家事 配食弁
	20:00	家事 ⌐	家事 ⌐	家事 ⌐	家事
	22:00				
深夜	0:00				
	2:00				
	4:00				

不定期、または週単位 以外のサービス	月1回受診（土曜日・次男対応）
	歩行器、手すり貸与

ケアプランは、ケアマネジャーとよく話し合ってつくる 鉄則 43

金	土	日	Oさんの主な日常生活上の活動
↵	Oさんと同居の 次男が介護する		起床 朝食・服薬
介護 ・昼食)	不定期で 惣菜を届ける		昼食
00			
食弁当 ↵			夕食・服薬
			就寝

Bさんの息抜き

月1、2回土日に夫が子供の面倒を見てくれるため、友人や姉妹と外出し気分転換。21時に子供が就寝した後は夫婦でゆっくりとお酒を飲んだりとリラックスする時間に。

第5章　介護保険などのサービスで、親の暮らしを支える ● 147

ケアプランを決定するのは親と介護者

ケアプランを作成する際、「ケアマネジャーに全部お任せします」という方がいますが、これは間違いです。

「こんなふうに暮らしたい」という親の意欲や、「こんな暮らしをしてほしい」という介護者の意思を、ケアマネジャーにまずはきちんと伝えることが大切です。

ケアマネジャーは、あくまでもケアプランを提案する立場であり、決定するのは親と介護者なのです。このことをしっかり理解しておきましょう。

完璧なケアプランを目指さない

ケアプランに、あれもこれもと盛り込みたい方がいますが、最初から完璧でベストなケアプランはできません。親の心身の状態、主介護者の生活状況など、日々変わっていく状況に合わせて、ケアプランの内容も変化していきます。

また、介護サービスは、実際に利用してみなければうまくいくかどうかわかりません。サービス事業所のスタッフや、他の利用者との相性によっても、利用を続けるかどうかが変わります。あまり慌てずに、少しずつ慣れていくケアプランでも良いと思います。

---

memo **ケアプランは自分でも作成できる**

ケアプランは自分でも作成できます。ただし、自己作成の場合は、市区町村の介護保険担当者との細かい打ち合わせや、各サービス事業者への申し込みなどをすべて自分達で行うことになります。全国的には、あまり普及していないようですが、自己作成を希望する場合は、市区町村の窓口に相談してみましょう。

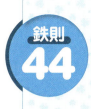

鉄則44 障害福祉サービスや難病支援制度の活用も考える

公的介護保険以外にも、活用できる社会保障のしくみがあります。全国の統一の基準もあれば、都道府県ごとに基準が異なるものもあります。ここでは2つの制度を紹介します。

障害福祉サービス（障害者総合支援法）

平成25年4月より、障害者自立支援法から障害者総合支援法に変更されました。身体障害、知的障害、発達障害、精神疾患、難病などで日常生活が困難な方に、介護や就労支援を通して自立した生活を支えるしくみです。

障害福祉サービスは、「自立支援給付」と「地域生活支援事業」に分かれています。障害福祉サービスを利用したい場合は、市区町村の窓口に申請し、「障害支援区分認定」を受ける必要があります。

障害支援区分は、サービスの必要度に応じて区分1から区分6（6のほうが必要度が高い）が定められており、区分によって受給できるサービス内容やサービスの量に差があります。また、相談支援事業者等がサービス利用計画を作成します。しくみとしては介護保険制度と似ているといえます。

入浴や排泄、食事の準備など生活を支援するサービスや、常時介護を必要とする方の重度訪問介護、視覚障害によって移動が困難な場合に利用できる同行援護、義手・義足などの補装具費の支給など、障害のサービスは、多岐にわたっています。くわしくは、親が住んでいる市区町村の障害福祉課に確認をしましょう。

第5章 介護保険などのサービスで、親の暮らしを支える　149

難病医療費助成制度

　いわゆる難病のうち、厚生労働大臣が定める医療費助成の対象疾病を指定難病といいます。筋萎縮性側索硬化症（ALS）やパーキンソン病などがあります。平成29年4月1日より24疾病が新たに加わり、330疾病となりました。東京都では、指定難病に加え独自に8疾病を対象として医療費の助成をしています。

　指定難病で医療機関を受診した場合、負担上限月額を超えた分が助成されます。医療費の自己負担が少なくなるので、対象となる場合は早めに申請をしておきましょう。

　なお、都道府県により、手続きや追加で助成されている難病は異なりますので、くわしくは最寄りの保健所などで確認してください。

介護保険優先の原則

　65歳未満の障害者で、障害福祉サービスを利用していた方が65歳を迎えたときは、介護保険と重複するサービスは、原則介護保険が優先されることになっています。これを「介護保険優先の原則」といいます。

　65歳になると、疾病や障害の種類を問わず介護保険サービスの利用ができるため、税金でまかなわれている障害福祉サービスから、保険による介護保険サービスを優先して利用するという考え方です。あくまでも原則であり、一律に障害福祉サービスが利用できないということではありません。ただし市区町村によって判断基準は異なります。親の年齢が65歳を迎える場合は、市区町村の障害福祉課や介護保険課に早めに相談をしておきましょう。

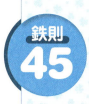

鉄則45 介護費用の負担を軽減する公的制度を知っておく

介護保険サービスへの支払いが高額になったり、介護・医療両方を合わせた費用が高額になったりした場合に、負担を軽減する制度があります。

▍高額介護サービス費▍

1か月に支払った介護サービスの利用者負担額が、世帯の上限額を超えた場合、市区町村に申請すれば超えた部分が「高額介護サービス費」として戻ってくる制度です。

⬇ 高額介護サービス費の負担上限額（月額）

区分		負担の上限（月額）
現役並み所得者のいる世帯		44,400円（世帯）
一般世帯（市区町村民税課税）		
市区町村民税の非課税世帯		24,600円（世帯）
	合計所得＋課税年金80万以下／老齢福祉年金受給者	24,600円（世帯）
		15,000円（個人）
生活保護受給者など		15,000円（個人）

厚労省資料をもとに作成

▍高額医療・高額介護合算制度▍

1年間（8月～翌年の7月）に介護保険と医療保険のサービスに支払った利用者負担の合計が世帯の限度額を超えた場合、申請すれば超えた部分が還付される制度です。世帯が同じでも医療保険が異なる場合は合算できません。

第5章 介護保険などのサービスで、親の暮らしを支える

◆ 高額医療・介護合算制度の負担限度額

所得区分	70歳未満がいる世帯
	国保・健康保険など ＋介護保険の合計額
901万円超	212万円
600〜901万	141万円
210〜600万	67万円
210万以下	60万円
低所得者 （住民税非課税世帯）	34万円

※ 所得区分の額は総所得金額から基礎控除額を差し引いた額。

所得区分		75歳以上のみの世帯	70歳〜74歳の 人がいる世帯
		後期高齢者医療 ＋介護保険の合計額	国保・健康保険など ＋介護保険の合計額
現役並み所得者		67万円	67万円
一般		56万円	56万円
低所得者	Ⅰ	31万円	31万円
	Ⅱ	19万円	19万円

※ 現役並み所得者は同一世帯に課税所得145万円以上で70歳以上の人がいる場合。収入合計額が2人以上の場合は520万円未満、1人の場合は383万円未満と申請した場合は、「一般」と同様。
※ 低所得者のⅠは被保険者が市区町村民税の非課税者等。Ⅱは被保険者と全扶養家族の収入から必要経費・控除額を除いた所得が0の場合。

> **memo** 所得が低くても介護サービスを利用できる
>
> 　低所得の人が施設を利用するときには、所得に応じて費用負担を減額する「特定入所者介護サービス費（補足給付）」があります。また、生計困難者等に利用者負担の一部を助成する「生活困難者に対する利用者負担軽減事業」や生活保護者への介護扶助（介護サービス費の支給）などもあります。いずれも申請が必要です。

鉄則 45 介護費用の負担を軽減する公的制度を知っておく

民間の介護保険について

　介護保険には、公的介護保険のほかに民間介護保険があります。介護が始まると、まずは公的介護保険を活用することが多いと思いますが、公的介護保険は要介護認定の区分によって利用できるサービスの上限が決められています（P.129　区分支給限度基準額参照）。上限を越えた分は、全額自己負担になるため、その部分を補うのが民間の介護保険です。公的介護保険と民間介護保険を上手に組み合わせて親の介護に活かしましょう。

●公的介護保険の保険料

　公的介護保険の場合、保険料は、65歳以上の方は年金から天引きされます。2017年の全国平均は、月額約5,000円程度といわれていますが、高齢者人口の比率によって市区町村ごとに徴収額は異なります。2040年に向けて高齢者人口は増えていきますので、保険料の額はまだまだ上がる可能性が高い状況です。

●民間介護保険の保険料

　民間介護保険の場合は、個人契約のため、保障内容や契約内容によって保険料は異なります。民間保険の種類は、要介護状態になったときにまとめて受け取る「介護一時金」や、一定額のお金を毎年受け取る「介護年金」などがあります。公的介護保険のようにサービスの「現物給付」ではなく、「現金給付」の保険です。

　個人で入る保険ですから、保障の内容を含め、自分に合った最適な保険の種類を選ぶことが大切です。

第5章　介護保険などのサービスで、親の暮らしを支える　153

▶▶▶ MEMO ◀◀◀

第6章

介護が始まってから終わるまでに大切なこと

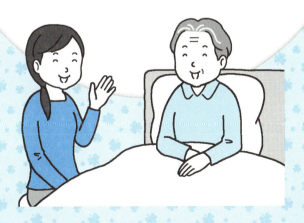

鉄則 46 状況が変わってきたら、ケアプランを見直そう

親の介護は、時間の経過と共に、病状や心身の状態が変化しながら進んでいきます。

■要介護度は変化する■

病状等の変化によって、介護が始まった当時の要介護度も変わります。良くなる場合もあれば悪くなる場合もあります。要介護3だった人が要介護4になれば介護状態は「悪化」、要介護3が要介護2になれば介護状態が「改善」、という1つの指標になります。

「老い」に逆らうことはできません。だからこそ、親らしい暮らしを取り戻せるよう介護のサービスやサポートを受けながら、回復を目指していきます。

大切なことは、「なぜ良くなったのか」「なぜ悪くなったのか」「なぜ変化がない（現状維持）のか」を確認することです。

■良い変化につなげよう■

「こんなふうに暮らしたい」「これができるようになりたい」、親が望む暮らしを目指すための行動計画書がケアプランです。

ケアプランでは、少しでも「良い変化」につなげるために、さまざまな医療や介護のサービスや地域のサポートを組み合わせてつくります。親が努力することや、家族の役割もケアプランには組み込まれます。

ケアプランは、「良い変化」を目指していますが、必ずしも「良い変化」にならない場合もあります。親の体調や気分によって、ケアプラン通りに行動できないこともあります。そのときは無理をせず、少しずつ「良い変化」につながるようにしましょう。「良い変化」にならなかった理由を確認することが、次のケアプランを考える基盤になります。

状況が変わってきたら、ケアプランを見直そう

鉄則 46

■介護サービスを「適切に利用する」とは？■

　介護サービスは、「適切に利用すること」が大切です。「適切に」とは、「過剰でも過少でもない」という意味です。1人でできることが増えてきたのにいつまでもヘルパーさんに手伝ってもらうのは、「過剰なサービス」、しっかりリハビリをしたほうが良い時期にも関わらずリハビリがケアプランに入っていない場合は「過少サービス」といえます。

　過少な介護サービスになる理由の1つは、サービスの利用拒否や、サービス費用の問題です。費用負担を軽減するための公的制度をうまく活用しましょう（→P.151）。

■ケアプランは常に見直そう■

　ケアプランは一度決めたらずっと同じということはありません。親や介護者の状態変化に合わせて、ケアプランも変化していかなければなりません。特に親の状況は、必ずしも良い変化ばかりではありません。思うように動かない身体に苛立ちを感じて気持ちが落ち込んだり、友人が亡くなった知らせにショックを受けて意欲がなくなったり。また、デイサービスで同じテーブルに座った人が気に入らないからといって、急にデイサービスに行かなくなったりします。

　何でもやってあげるケアプランでは、何にもできない親になってしまいます。できない部分や今は少し見守りや手助けが必要な場合は、しっかり手を差し伸べていける柔軟なケアプランが必要なのです。できることは伸ばし、できない部分をサポートする、親が頑張っている姿を喜び、介護者も関係者も一緒に応援する、そんなケアプランにしていきたいですね。

第**6**章　介護が始まってから終わるまでに大切なこと　**157**

鉄則 47 自宅での介護が一番とは限らない

「住み慣れた自宅で最期まで暮らしたい」と望む人は多いでしょう。元気であれば誰もが願う当たり前の希望も、「自宅で介護を受けながら」となると、戸惑いを感じる人もいるのではないでしょうか。

必ずしも自宅介護がベストとは限らない

介護の期間が長くなると、親の病状や心身の状態などに変化が生じることがあります。脳梗塞の再発や、認知症の進行、新たな病気が見つかることもあります。今までと同じ介護ではうまくいかないことも出てきます。

親にとっても介護者にとっても、必ずしも自宅で介護を続けることがベストとは限りません。親の状態や介護者の状況で、「今、一番望ましい介護の場所」は、変わっていいと思います。

無理は禁物。介護の場所は変わっていい

たとえば、認知症で周辺症状に急な変化が続いている時期などは、一時的に介護施設にお願いするほうが良い場合もあります。自宅介護にこだわり過ぎて、介護者自身の気持ちが追いつめられることもあります。時には親を傷つけてしまうことも起こりかねません。

「介護の場所は変わっていい」と心得ておきましょう。親の状態が落ち着けば、また自宅で介護を続けることもできるのです。介護に無理は禁物です。

自宅に代わる在宅。状況に応じて介護の場所を考えよう

認知症が不安定な時期などは、介護保険で利用できる小規模多機能型居宅介護施設など、自宅を基準に「通い」「泊まり」「訪問」のサービス

自宅での介護が一番とは限らない **鉄則 47**

を一体的に受けられる小規模多機能型居宅介護のサービスもあります。

　また、サービス付き高齢者向け住宅（サ高住）や有料老人ホームなどの高齢者住宅に住まいを移して、住宅に併設されている介護サービスや外部の介護サービスを併用しながら、介護を受けることもできます。「自宅に代わる在宅」という考え方もあることを知っておきましょう。

> **memo　居宅と在宅**
>
> 　「居宅」と「在宅」は、同じような意味合いで使われる言葉ですが、在宅は「家にいる状態」を表し、居宅は「住まい（住んでいる家）」と整理できます。最近では、自宅に代わる場所として有料老人ホームやサービス付き高齢者向け住宅などの居住施設を「住まい＝居宅」と位置付けています。これらの居住施設では、介護保険の居宅サービスを受けることができます。

> **memo　有料老人ホームとサービス付き高齢者向け住宅（サ高住）**
>
> 　有料老人ホームは、おもに民間企業が運営しています。概ね65歳以上の人が入居しています。「介護付」「住宅型」「健康型」の3タイプに分かれ、健康型を除き、自立の人から要支援・要介護の人まで入居可能です。
>
> 　サービス付き高齢者向け住宅（サ高住）は、今はまだ介護の必要がない、比較的元気な高齢者を受け入れる介護施設です。民間企業や医療法人などが運営しています。安否確認や生活相談サービスを受けることができます。

第 **6** 章　介護が始まってから終わるまでに大切なこと　**159**

鉄則 48 親にとっての居心地の良い場所を探そう

「居場所」とは「居心地の良い場所」のことをいいます。「居心地が良い」には、単に広さや空間だけではなく、物や人、色彩や匂い、流れる時間などたくさんの要素が影響します。

▍介護を受けながら暮らせる場所はいろいろある▍

　親にとっての「居心地の良い場所」をつくってあげることが大切です。もしかしたら、必ずしも自宅でなくても良いかもしれません。

　特別養護老人ホームや有料老人ホーム、グループホームやサービス付き高齢者住宅（サ高住）のように、介護を受けながら暮らせる場所はさまざまあります。今の親の状態で、どこを選択すればよいか、ケアマネジャーや地域包括支援センターなどの医療・介護の専門家によく相談しましょう。

　グループホームやサ高住などの居住系施設は、「住まい」という位置付けなので、自分らしく空間を変化させることができます。介護サービスが付いている施設もあれば、外部の介護サービスを利用できる施設もあります。

　費用や設備などは、立地条件や設備などでかなり違います。それぞれの特徴を知って、必ず見学に行くことが大切です。

▍距離は重要▍

　親が介護を受ける場所と、介護者が通う距離は近いほうがベストです。特に介護者が仕事をしている場合は、自宅と職場と親の介護場所の距離感やアクセスは重要な要素です。移動距離が長くアクセスが悪いと、緊急

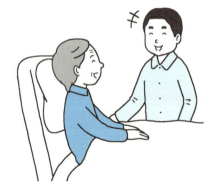

時にすぐに駆けつけることができない可能性もあります。

介護者も居心地の良い場所を探そう

　自宅での介護と違い、介護施設等に介護を任せるということは、安心感と裏腹に不安感やそれなりの気遣いがあるものです。自宅で介護をしているときとは違った疲労感を感じることもあるでしょう。

　介護者にとっても「居心地の良い場所」を、ぜひ見つけてください。親の介護の帰り道に立ち寄る喫茶店でも、移動中の電車や車の中でも良いのです。介護者の居場所は、親の介護や自分の人生と向き合う大切な空間になるはずです。

介護者の声 voice

居心地の良い場所

　遠距離介護をしていた私にとって、居心地の良い場所は往復の新幹線等の車内でした。新幹線に乗っている間は、自分のためだけの時間で、読みたいと思いためていた新聞や本を気兼ねなく読むことができたのです。この時間があることによって、生活モードから介護モードへと気持ちを切り替えることができました。

第6章　介護が始まってから終わるまでに大切なこと　161

鉄則49 施設入所も検討する

親の病状や心身の状況に応じて、長期の施設入所を検討する場合もあるでしょう。介護保険制度では、3種類の施設サービスがあります。

介護保険3施設

介護保険制度で利用できる施設サービスは、介護老人福祉施設、介護老人保健施設、介護療養型医療施設の3種類です。

●介護老人福祉施設（特養）

介護老人福祉施設は、特別養護老人ホームのことです。終の棲家にもなりうる場所といえます。直接各施設に入所申込みをしますが、申込み順ではありません。入所の必要度に応じて優先順位が決められます。まだまだ待機者が多いのが現状です。

●介護老人保健施設（老健）

介護老人保健施設は、病院と在宅の中間的な施設です。3か月から6か月程度の入所期間を経て、再び自宅に戻るための生活リハビリを目的としています。医師が常勤で配置されています。

最近では、長期的に入所の受け入れをするところも増えており、看取りの場所として介護老人保健施設を選ぶ場合もあるようです。

●介護療養型医療施設

介護療養型医療施設は、特に医療ケアと介護の両方を必要とする療養者が入所できる医療施設です。国の方針では平成29（2017）年度末に廃止予定でしたが、平成34（2022）年度末まで廃止が延期となりました。それに伴い、平成30（2018）年度から、介護療養型医療施設の

施設入所も検討する **鉄則 49**

受け皿となる、新たな施設「介護医療院」が創設されます。日常的に医療ケアが必要な重介護者の受け入れや、ターミナルケアや看取りにも対応する施設として位置付けています。

居住系施設などでは、まだまだ医療ケアの体制が整っていない状況もあります。医療ケアが必要な状態でも安心して介護を受けられる場所の確保が必要です。

「在宅か施設か」ではない時代に

介護保険3施設に入ると、二度と自宅には帰れないと思っている方もいるようですが、決してそんなことはありません。どの施設に入っても、いつでも自宅介護の状況が整えば自宅に戻ることができます。

「在宅か施設か」という二者択一ではなく、もっと柔軟に、居宅サービスや施設サービスを活用することが、在宅生活を長く続ける秘訣になるのです。

介護で家族が倒れないために 施設を上手に活用しよう

親の介護と同じくらい大切なことは、介護者が倒れないことと、家族関係が悪くならないことです。

自宅以外の場所で介護を受ける場合でも、介護者や家族の関わりが終わったわけではありません。親が生き続ける限り介護は続くのです。だからこそ、介護者や家族が元気で、そして良い関係でいることが大切です。介護者や家族のためにも、介護施設を上手に活用してください。

第**6**章　介護が始まってから終わるまでに大切なこと　**163**

鉄則50 意思表示や判断が難しくなってきたら、成年後見制度も考える

長い介護生活の中で、親の心身の状況は変化していきます。親の意思表示や判断が難しくなる前に、成年後見制度について知っておきましょう。

▍親の意思決定を支える成年後見制度▍

認知症などが進むと、親の意思を確認することが難しくなります。特に延命治療を受ける場合や、財産を処分する場合など、親が自分の意思を伝えられない場合は、代わりに誰かが代弁しなければなりません。また、悪質商法や振込詐欺なども多発しています。高齢者はターゲットになる可能性が高いので、親の暮らしや財産を守るための対策が必要です。親の不利益にならないよう、親の意思決定を支える方法として成年後見制度があります。

▍任意後見と法定後見▍

成年後見制度には、任意後見と法定後見があります。

任意後見は、判断能力が十分あるうちに親自身であらかじめ後見人を決め、公正証書で契約しておくものです。

法定後見は、親の判断能力が低下し意思決定が難しい場合に、家庭裁判所が後見人を選任し、本人の代わりに財産管理（預貯金の管理など）や身上監護（医療・介護サービスの利用契約や費用の支払い事務など）を行います。判断能力が低い順から、後見・保佐・補助の3種類があり、各々できることが決まっています。

▍地域包括支援センターや社会福祉協議会に相談しよう▍

成年後見制度については、地域包括支援センターや社会福祉協議会に相談しましょう。

意思表示や判断が難しくなってきたら、成年後見制度も考える

地域包括支援センターには、社会福祉士が配置されています。親の権利や財産を守るための成年後見制度について、手続きの方法などを相談することができます。

また、社会福祉協議会では、権利擁護事業を行っており、専門の相談員が配置されています。司法書士や弁護士とのつながりもあります。具体的な手続きの方法や成年後見制度を申請する際の留意点などを教えてくれます。

家族が後見人になる場合は、家族間でよく相談すること

成年後見制度を申請する場合は、誰が後見人になるかなど、家族間でよく相談をしておきましょう。近年は、家族ではなく、弁護士、司法書士、社会福祉士や社会福祉協議会などの専門家にお願いする割合も多くなっています。

親の財産管理を担う後見人は、家庭裁判所からも重い責任が課せられます。家族が後見人になる場合、後見人になった家族にすべてお任せではなく、他の家族はしっかりと後見人をサポートすることが大切です。

 成年後見でのトラブル

成年後見制度のニーズが高まり、利用者が増加する中、成年後見人と家族の間のトラブルも増えているようです。特に「親族後見人」が問題の発端となるケースが多くあります。大切な財産だからこそ、信頼できる親族に成年後見人になってもらったにもかかわらず、不正に財産を使い込まれるなどの被害が起こっているようです。親の財産は、自分の財産ときっちり区別して管理することが重要です。

第6章　介護が始まってから終わるまでに大切なこと

鉄則 51 エンディングノートや遺言書などで、もしものときに備える

最近は、「終活」という言葉も出てきました。人生の終わりに備えて、親に準備をしてもらえると良いでしょう。

▌もしものときに備えて▌

親がまだ元気なうちは、終活の1つである遺言やエンディングノートを準備することに抵抗があるかもしれません。「まだ自分には早い」と思っている親も多いはずです。

しかし、「死」は必ず誰にでも訪れます。いつ、どこでそのときが来るかは誰にもわかりません。「他人事ではない」という意識と心構えを、親も家族も早い段階からもつことが大切です。

▌元気なうちに話し合う▌

「もしも病気になったら」「もしも余命を宣告されたら」など、もしもの話をするのは、勇気がいることかもしれません。「まだこんなに元気なのに不謹慎だ」と、親に怒られるかもしれません。それでも、「もしもの話」は、元気なうちから当たり前にできるようにしておくことが大切です。

▌1年に1回は話し合おう▌

元気なうちに聞いた親の希望と、実際に介護が始まってからの親の希望が変わることがあります。もちろん、変わっていいのです。一度決めたら絶対に変えてはいけないということはありません。

だからこそ、1年に1回くらいは、親と「もしもの話」をするようにしましょう。遺言やエンディングノートなどは、希望が変わったら書き換えることも必要です。

エンディングノートや遺言書などで、もしものときに備える

自分の意思を伝えてもらおう

親の意思決定を尊重したいと考えるのであれば、自分の意思をきちんと伝えることの大切さを伝えてあげてください。

残された家族が困らないようにしておくことは、親の大切な役目です。親を大切に思い、亡くなる瞬間まで親らしく生きてほしいからこそ「もしもの話」をタブーにしないでほしいのです。

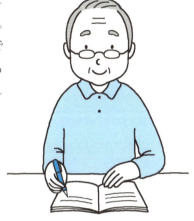

column 在宅医療 ── 訪問診療と往診

訪問診療は計画的に患者宅を訪問し、診療を行います。一方、往診は通院できない患者からの要請を受けて、医師が要請のつどに患者宅を訪問し、診療を行います。

最近では、外来診療を行わず、訪問診療や往診を専門に行う診療所も増えてきました。自宅での看取りを希望している場合は、24時間365日、親の最期の時間を支える心強い医療だと言えます。介護者の心のケアもしてくれます。

また、平成30年4月には、全国の市区町村に「在宅療養支援窓口」が設置されることになっています。地域の医療介護情報にくわしいコーディネーターが、地域医師会や病院、市役所などに配置される予定です。

第6章 介護が始まってから終わるまでに大切なこと ● 167

鉄則 52 最期のときに向けて心の準備をする

親の最期を想像するのは、なかなか難しいものです。病院で亡くなることが多い時代、自宅で親が亡くなる瞬間を見届ける経験ができる人は少ないかもしれません。

▎親の死をイメージするのは難しい▎

「いつまでも元気でいてほしい」、「親はいつまでも元気でいてくれるもの」と誰もが思っています。でも、必ずいつかは親に死が訪れることも知っています。しかし、親の死を具体的にイメージすることは辛いし苦しいものです。

▎簡単に覚悟なんてできない▎

では心の準備はどうすればいいのでしょうか？

親の最期を受け入れる「覚悟」なんて、簡単にできるはずがありません。「こうすればうろたえずに親の最期を受け入れられる」などという、画期的な方法なんてないのです。でも、「死」は、親にも自分にも、すべての人に平等に訪れます。少しずつ親の最期を受け入れるためには、「いつ、どこにいても、必ず最期は訪れる」と自覚しておきましょう。そのうえで、今何をしなければならないかを考えることが大切です。

▎親と過ごす時間を大切に▎

介護者にできることは、親との時間を大事に過ごすことです。時間の長短ではありません。親と一緒にいられる時間に、親と何を話すか、親に何ができるかを考えることです。

「今日が親と会える最後になるかもしれない」と、思うことが少しずつ心の準備をすることにつながります。

最後に親と交わした言葉、最後に見た親の顔を、思い出すことがで

最期のときに向けて心の準備をする **鉄則 52**

きるように、親との時間を大切にしてほしいと思います。

●病院・施設から呼び出されることがある

「最期は病院・施設で」と思う親や介護者は少なくありません。確かに24時間体制の病院や施設の場合、家族としては安心かもしれません。しかし、病院・施設の場合、親の状態に変化があればすぐに呼び出されます。「熱がある」「今から病院に行くのですぐに来てほしい」など、何度となく呼び出されることが多くなります。

終末期に近ければ近いほど、呼び出される回数が多くなることを理解しておきましょう。

┃ショートステイ中に亡くなることもある┃

親は、必ずしも自宅や病院で亡くなるとは限りません。たとえば、冠婚葬祭で、親をショートステイに預けたときに、突然亡くなることもあるのです。介護サービスを利用するときには、「いつ、どこで亡くなるかわからない」という覚悟だけはしておきましょう。そして、ケアマネジャーやショートステイ先には、必ず、緊急連絡先を伝えておくようにしましょう。

┃予期せぬ事態への対応┃

また、デイサービス利用中に、急変することもあります。

介護者が仕事に出かけている場合などは、すぐに駆けつけることはできません。予期せぬ事態が起こった場合、どのように対応してほしいか、誰に最初に連絡をしてほしいかなど、ケアマネジャーや介護サービス事業者には必ず伝えておきましょう。

第**6**章　介護が始まってから終わるまでに大切なこと　**169**

連絡が取れなくて困ったということも

　あるショートステイ先での出来事です。介護者が、遠方に住む親戚の結婚式に出るため、親をショートステイに預けました。夕方は普通に過ごし、いつも通り食事をしてから就寝したとこのと。特に変わった様子はありませんでした。

　夜中に居室を巡回すると、利用者がベッドで動かなくなっていました。スタッフは慌てて介護者の携帯電話に連絡をしましたが、電源が入っていないようでいっこうにつながりません。利用者のケアマネジャーにもかかりつけ医にも連絡をしましたが、残念ながら、どこにもつながりませんでした。夜中に病院に救急搬送し、病院で死亡確認となりました。

　翌朝、介護者とは連絡がとれましたが、結果的に、施設側の介護体制に対する苦情になってしまいました。とても後味の悪い一例です。

連絡先はいくつあってもいい

　この事例のように、残念な状況が重なって、思うような親の最期を迎えることができないこともあります。そうならないためにも、「いつ、どこで、最期の瞬間がきてもおかしくない」と、覚悟しておくことが大切です。

　もちろん、たまには介護者もゆっくり休養しなければなりません。そのときは、家族の誰かに緊急連絡先になってもらいましょう。連絡先はいくつあっても構いません。ただし、連絡する順番を決めて、ケアマネジャーやショートステイ先にもしっかり伝えておきましょう。

最期のときに向けて心の準備をする 鉄則52

介護者の声

緊急事態に備えて

安定した状態に見えても、吐しゃ物による窒息や、ベッドに挟まる、転落する、転倒するなど、介護の際には予期せぬ事態が起こることもあります。緊急事態を想定し、対策を講じたうえで、覚悟をもちました。また、すぐ連絡が取れるよう、緊急連絡ブザーや携帯電話など、万一の連絡手段も確保しました。一度だけ夜中に緊急連絡ブザーが鳴り、訪問看護師さんやケアマネジャーが親の家に行ってくれました。便が漏れてしまい気持ち悪かったようです。夜中でしたが、ケアマネジャーが、すぐに連絡をくれました。離れて暮らす家族としては、連絡手段があったおかげで安心していられました。

column　混合介護とは

介護保険で受けられるサービスと、介護保険の適用外である自費サービスを、同時に受けることです。介護保険サービスの自己負担は、かかった費用の1割（もしくは2割）、介護保険外のサービスは、全額自己負担になります。

これまで、介護保険サービス利用中は、同じ時間帯に同じ事業所の自費サービスを利用することはできませんでした。また、介護保険では、あくまでも利用者本人へのサービスに限定されているため、同居の家族の食事の仕度や、庭掃除やペットの世話などは対象ではありません。

混合介護が解禁されると、介護サービスが柔軟に利用できるメリットがある一方で、モラルに反して高額なサービス費用を請求したり、不正なサービス提供を行う事業所が出る可能性が懸念されています。現在は、一部の地域で試験的に行われていますが、今後は制度の動きを確認しておく必要があるでしょう。

第6章　介護が始まってから終わるまでに大切なこと

鉄則 53 親が亡くなったあとにすべきことを確認しておく

親が亡くなったという現実を目の前にして、悲しむ間もなくさまざまな手続きが始まります。葬儀の手配、役所や銀行等への届け出、近親者への連絡など、目まぐるしく時間が過ぎていきます。

■最期の見送り方も親の意思■

親が自分の葬儀についての希望を、遺言やエンディングノートなどで意思表示していたか確認しましょう。亡くなった親や介護者の立場などにより、葬儀のあり方はさまざまですが、親を大切に想って見送ってくれる方が参列することが、親への何よりの供養になります。

そのためにも、親が亡くなったときに誰を呼んでほしいかを確認しておくことが大切です。

■役所や銀行等への手続き■

親が亡くなると、最期の確認をしてくれた医師が死亡診断書を交付します。それを持って役所に手続きに行くことになりますが、銀行など親名義の口座は、役所に届け出をした時点でお金が引き出せなくなります。できれば、親が亡くなる前に預貯金の確認をして、葬儀等にかかる必要経費は事前に準備しておきましょう。

■葬儀社の手配■

病院や施設で亡くなった場合などは、病院や施設が葬儀社を紹介してくれます。もし決めている葬儀社があれば、直接家族が連絡して、病院や施設に遺体を引き取りにきてもらうことになります。どこの葬儀社を選ぶかも、事前に決めておけると良いでしょう。

葬儀にはさまざまなスタイルがあります。葬儀社とよく相談して、親を見送るセレモニーとして準備できるとよいでしょう。

親が亡くなったあとにすべきことを確認しておく　鉄則53

● **親が亡くなったあとに行う手続きの例**

- 死亡や葬儀
  死亡診断書の受取／死亡届の提出／埋葬（火葬）許可証の受取　など
  （通常は葬儀社が代行）

- 年金や保険
  健康保険証や印鑑証明書の返還／後期高齢者医療制度の手続き／
  年金受給の停止手続き／介護保険資格喪失届

- 土地や財産
  土地や建物の名義変更／預貯金や株式の名義変更／
  所得税の準確定申告

- 生活関連
  公共料金などの名義変更・解約／世帯主変更　など

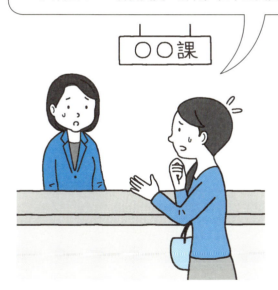

鉄則 54 自分の感情と向き合おう

親の介護が終わりを迎えると、さまざまな感情が走馬灯のように駆け巡ります。親の介護をやりきって、心身共に疲れ果ててしまっているかもしれません。

▍後悔しない介護は1つもない▍

親の介護が終わったときに、まずやるべきことは、介護者である自分の感情と向き合うことです。

「もっとこうすれば良かった」「もっと優しく接してあげればよかった」と、後悔の気持ちが襲ってくるかもしれません。

どれほど手厚い介護をしても、介護の最後は後悔ばかりが残ります。「もっと話をよく聞いてあげれば良かった」、「無理に入院させなければ良かった」、「最期に食べたいものを食べさせてあげたかった」など、挙げればきりがありません。それだけ愛情が深いということです。

後悔しない介護は1つもないのだと思います。

▍親の意思決定を支えきったか▍

あらためて、親の意思決定を支えきることができたかを思い返してみましょう。介護が始まってから亡くなる瞬間まで、親は親らしく生きることができましたか？ 親の意思は尊重されていたでしょうか？

「親らしい最期だった」「やるだけのことはやった」と思えたなら、きっと親も悔いのない療養生活を過ごせたはずです。親の意思を支えながら最後まで介護をやり遂げた自分をほめてあげましょう。

自分の感情と向き合おう 鉄則54

■最後は笑顔で見送りたい■

　親の看取りは、想像以上に辛く悲しいことです。頭ではわかっていても、実際に目の当たりにすると、こらえきれない感情が沸き起こってくるはずです。そのときは、自分の感情を抑えることなく最期のお別れをしてください。あふれる涙はこらえなくて良いのです。後悔ばかりの介護だったかもしれません。それでも最後は笑顔で見送ってほしいのです。それが、親にできる最後の介護かもしれません。

介護者の声 VOICE

小さな喜びと大きな喜び

　四六時中、痛みに耐えている父が、少しでも喜んでくれることが私の喜びでもありました。ですから、父の興味のありそうな新聞記事を読んだり、テレビで聞いた面白い話をしたりしました。くだらない話でも面白がって、涙を流すほど笑ってくれたときは、「ああ、この瞬間は痛みを忘れているんだな」と本当に嬉しかった。

　父の好きそうな本を書店で探すときも父の喜ぶ顔を想像して楽しかったし、普段、外食や中食をしないので、父と食べるお寿司もとても楽しみでした。

　何よりも、今まで世話になりいろいろ心配をかけた親に、わずかばかりでも恩返しができたことが大きな喜びです。私が小さいときにしてもらったのと同じようにおむつを替え、ご飯を食べさせ、本を読んであげるといったことで、少しは親孝行できたと思えることはとても大きな喜びです。

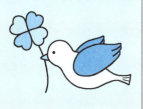

第6章　介護が始まってから終わるまでに大切なこと

鉄則 55　介護の経験を伝えよう

長かった介護が終わると、時間と共に自分の感情も変化していきます。親を失った本当の悲しみは、親が亡くなった後から少しずつ押し寄せてくるものです。

▋親の介護から学んだこと▐

　親を介護するということは、親の生きざまを目の当たりにすることです。親の最期を看取ることは、親から命の大切さを教わる最後の授業なのかもしれません。

　親の介護から、何かを学ぶことができたでしょうか？　介護者にとっては、決して明るく楽しい介護生活ではなかったかもしれません。苦しいことや哀しいこと、親から言われた悔しい言葉、周囲からの心無い言葉など、辛い経験もたくさんしたはずです。それでも、介護の1つひとつは、親が教えてくれた命の授業だったのではないでしょうか。

▋介護経験を伝えることの大切さ▐

　親の介護が終わったら、ぜひ介護から学んだことを次の世代に伝えてください。仕事をしながら介護を続けた人は、職場内で介護経験者として後輩に語ってあげてください。仕事と介護を両立する苦労や工夫など、たくさんの経験を伝え、これから介護が始まる人を支えてください。

　介護に専念していた方は、介護経験を活かしてボランティアなどで活躍することもできます。親の介護をきっかけに介護福祉士の勉強をして介護職になった方もいます。介護を通して学んだ多くの知識と技術を、介護の助けを必要としている方々に惜しみなく伝えて欲しいと思います。

介護の経験を伝えよう 鉄則 55

語り、伝えること

　介護経験を語り伝えることは、介護者自身の心が浄化されていく方法でもあります。親が亡くなったあとの、介護者の心のケアは何より大切です。

　介護経験を語ることで、「後悔はたくさんあるけれど、やれるだけのことをやった」「親らしい最期を迎えることができた」と、自分の介護を認め、少しずつ親の死を受け入れていくことができるのだと思います。そして、親の「生きざま」「死にざま」を時間と共に受け入れながら、次は自分の人生の最後と向き合うことになるのだと思います。

介護を社会で支える意味

　少子高齢化の波は、まだまだこれから押し寄せてきます。2042年までは、65歳以上の人口は増え続けていきます。今から25年後には、自分が介護を受ける番になっているかもしれません。

　この世にたった1つしかない親の命、命の大切さを伝えていけるのは、人間しかいません。介護を社会で支える意味とは、人の命の尊さを伝え続けることではないでしょうか。

第 **6** 章　介護が始まってから終わるまでに大切なこと　177

► ► ► MEMO ◄ ◄ ◄

付録

入院・介護に備えるシート

記入者名：＿＿＿＿＿＿＿＿＿＿＿＿

記 入 日：＿＿＿＿＿＿＿＿＿＿＿＿

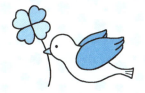

　親（または義理の親）の介護が始まる前に、親の情報を整理し、入院・介護に備えましょう。親の状況は年々変化します。1年に1回は内容を見直し、書き替えていきましょう。一度に全部を記入しようと思わなくてもよいのです。親と一緒に書けるところから記入してみましょう。入院時や介護が始まるときには、病院やケアマネジャーにこのシートのコピーを渡すようにしましょう。

※ このシートはWebからダウンロードすることもできます。
　 くわしくは本書の最終頁をご覧ください。

親の健康状態 （➡ P.16）

（ふりがな） 名前		性別		男・女
		生年月日		年　月　日
連絡先	住所			
	TEL		メール等	
血液型	RH　＋　－　　（　　）型			
アレルギー	なし　　あり(　　　　　　　　　　　　)			
持病 .				
常用の薬				
健康保険	保険者		負担割合	
	記号・番号			
介護保険 （滞納期間 ☑あり ☑なし）	保険者		負担割合	
	番号		要介護度	
障害者手帳等				
かかりつけ 病院		診療科		連絡先
かかりつけ医		連絡先		

過去にかかった ことのある病気 (既往症)	
家族の病歴	
嗜好品 (飲酒、アルコール)	
その他伝えて おきたいこと	

◐ 緊急連絡先

	(ふりがな) 名前	連絡先(自宅・携帯・勤務先等)	親との 関係	同居 別居
第1 連絡先		( )		
		( )		
第2 連絡先		( )		
		( )		
第3 連絡先		( )		
		( )		

※ ケアマネジャーに渡すときは、親と同居している家族の情報も伝えましょう。

⬇ 延命処置について

☑ 一切の延命処置はしない（自然に任せる）

☑ 一部延命処置を希望（昇圧剤、胃ろうなど）

☑ 積極的な延命処置（人工呼吸器、挿管など）

☑ 苦痛だけを取って欲しい

☑ その他

⬇ 看取りを希望する場所

親の交友関係など（→ P.68）

⬇ 交友関係

名前	連絡先

⬇ 周囲で見守ってくれる人やお店など

名称・担当者名	連絡先

⬇ 民生委員や地域包括支援センターの担当者

名称・担当者名	連絡先

介護について自分ができること+役割分担 (➡ P.74、76)

自分ができること

役割分担

	（ふりがな） 名前	おもな介護内容※	親との 関係
キー パーソン			
主介護者			
副介護者			

※ 実際の介護のほかに、お金の管理、事務手続き、専門職とのやり取りなどもあります。

親の介護状況、ケアプランへの希望 (➡ P.139)

担当ケアマネジャーまたは事業所の担当者	（ふりがな）名前	連絡先
利用しているサービス	☑ あり ☑ なし	
介護やケアプランに関する要望	親の要望	
	介護者の要望	

付録　入院・介護に備えるシート ● 185

お金の管理・お金の管理の記録 （➡ P.84、87）

🔽 親のお金

収入

年金	円／月
家賃収入など年金以外の収入	円／月 （または年）
預貯金など（預貯金の総額）	円

支出

家賃	円／月
光熱水費、食費などの生活費	円／月
生命保険などの支払い	円／月
医療費（かかっている医療費の総額） （診察代、薬代、交通費）	円／月
介護サービス費	円／月

🔽 介護者が援助できる金額

円／月

⬇ お金の管理の記録

支払年月日	金額	内容

※ お金の管理の方法には、①親名義の通帳で一括管理する、②親の介護にかかる費用の家計簿をつける、③領収証をノートに貼って整理するなどがあります。

介護者の生活時間 （➡ P.103)

		月	火	水	木
深夜	4:00				
	6:00				
早朝	8:00				
午前	10:00				
	12:00				
午後	14:00				
	16:00				
	18:00				
夜間	20:00				
	22:00				
深夜	0:00				
	2:00				
	4:00				

金	土	日	メモ

付録　入院・介護に備えるシート

親のサービスの予定 （⇒ P.142）

		月	火	水	木
深夜	4:00				
	6:00				
早朝					
	8:00				
午前	10:00				
	12:00				
	14:00				
午後	16:00				
	18:00				
夜間	20:00				
	22:00				
	0:00				
深夜	2:00				
	4:00				

不定期、または週単位以外の予定	

金	土	日	おもな日常生活上の活動

付録　入院・介護に備えるシート　191

● 著者プロフィール

高岡 里佳(たかおか りか)

日本福祉大学卒業。主任介護支援専門員。医療法人財団緑秀会田無病院 医療福祉連携部所属。現在、西東京市在宅療養連携支援センター にしのわセンター長として勤務。NPO法人東京都介護支援専門員研究協議会 副理事長。著書に『医療から逃げない！ケアマネジャーのための医療連携Q&A（入門）』『医療から逃げない！ケアマネジャーのための医療連携Q&A（応用）』（公益財団法人　東京都福祉保健財団）、『仕事がはかどるケアマネ術シリーズ⑤知ってつながる！医療・多職種連携－ケーススタディで納得・安心－』（第一法規）がある。

カバーデザイン：加藤愛子（オフィスキントン）
イラスト：西脇けい子
本文デザイン・レイアウト：田中 望（Hope Company）

本書のご感想は下記の宛先まで書面にてお送りください。弊社ホームページからメールでお送りいただくこともできます。

【書面の宛先】
〒 162-0846　東京都新宿区市谷左内町 21-13
　　　　　　 株式会社技術評論社　書籍編集部
　　　　　　「これで安心！ケアマネが教える
　　　　　　 はじめての親の入院・介護」係

■技術評論社ホームページ
http://gihyo.jp/book

※付録「入院・介護に備えるシート」は、下記弊社 Web にて PDF 提供しております。A4 用紙にプリントして使えます。

http://gihyo.jp/book/2017/
　　978-4-7741-9220-8/support
アクセス ID：55tnyuinkaigo
パスワード：hsk23ro9

これで安心！ ケアマネが教える
はじめての親の入院・介護
あわてない、うろたえないための鉄則55

2017年　9月27日　　初 版　第 1 刷発行

著　者　　　高岡里佳
発行者　　　片岡 巌
発行所　　　株式会社技術評論社
　　　　　　東京都新宿区市谷左内町21-13
　　　　　　電話　03-3513-6150 販売促進部
　　　　　　　　　03-3513-6166 書籍編集部
印刷／製本　日経印刷株式会社

定価はカバーに表示してあります。

本書の一部または全部を著作権法の定める範囲を越え、無断で複写、複製、転載、テープ化、ファイルに落とすことを禁じます。
©2017　高岡里佳

造本には細心の注意を払っておりますが、万一、乱丁（ページの乱れ）や落丁（ページの抜け）がございましたら、小社販売促進部までお送りください。送料小社負担にてお取り替えいたします。

ISBN 978-4-7741-9220-8 C2047
Printed in Japan